海外館藏中醫古籍珍善本輯存（第一編）

第四十册

劉金柱　羅　彬　主編

眼科新書・眼科新書附録（二）
醫道二千年眼目編（一）

廣陵書社

历代馆藏中医古籍善本辑萃（第一辑）　第四十册

診法類

眼科新書·眼科新書附録（二）

〔日〕杉田豫　譯述　群玉堂藏板　文化十二年刻本
〔日〕鬆田芥齋　輯録　廣文堂藏板　文化十三年刻本

龕本膝

朋珠禅書·朋珠禅書初稿（二）

錄

淚管病篇第四

內膜病篇第五

淤腫眼　疼痛眼

白膜脈腫　白膜血斑

白膜膿疱　白膜水疱

白膜瘔癗　白膜顯肉

白膜疫毒腫　白膜潰瘍

日本若洲醫　江都杉田豫立卿　譯述

淚管病篇第四

眼目乾燥

此症則由淚液之為不足所發也淚液為不足則眼目乾燥以為濁睛不潔也蓋見此症者為發劇烈諸症之一徵也

類證

其一熱病症　此症則熾盛熱病之所兼發也

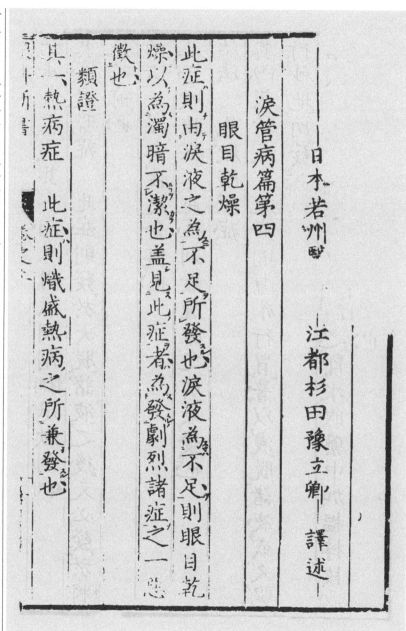

治法　在治其本病外用滋潤劑（附錄）退焮劑（附錄）
其二虛脫症　此症則發於大脫諸液之後又必發於將死之前也
治法　宜與性良食餌也
其三焮腫症　此症則焮腫眼之所兼發也
治法　見焮腫眼症
其四旅行症　此症則由旅行冒暑以洩脫諸液或久踏行砂地所發也
治之即水眼藥中加榅桲核液也

大其如且如鹹　稀液自眼目流出也此液初不

特自淚腺出自角膜及白膜之氣孔瞼內之脂腺亦滲泄

之也

近因　此由淚液之夥為分利或收約括藏淚液之諸具

皆自弛開所發也

類證

其一衝戟眼內痠　此症則由砂塵或烏煙烈香等入眼

內或有睫毛內刺症所發也

治法　在消除其所侵入者

眼科新書　卷之二

其二爛腫症　此症則濕症爛腫眼之所兼發也

治法　在治爛腫眼

其三酷厲液症　此症則由冒寒傷冷毒痛風毒（內科撰要所謂伊儸㔫）痘疹毒黴毒等惡液沈伏眼內或遏閉蒸發氣以侔動毀破其保收淚液之諸具所發也此症淚液為浸淫其瞼緣及爛糜爛至以剝落肌皮也

治法　施下劑利尿劑發汗劑打膿法（打膿法詳見瘍醫新書打膿法篇）發泡膏串線法（串線法詳見瘍醫新書串線法篇）等以導泄其眼內所沈酷厲液消[illegible]（[illegible]）外用金公水或乳汁加消夫藍[illegible]也

弛開衰弱症　此症則角膜

濕ミカイハ酊ニ皆　其徴也

治法　内服解熱皮法列カ宅紗外用冷水加膽礬及龍

腦或又加燒酒

凡此症有妨於瞼收涙液之諸具者而發又有閉塞涙管

之病因而發也其症記于左

其一涙點或涙管壅著症　此症則發于患火傷或潰瘍

之後也便檢涙點可以知之

治法　須以尖細鍼自外面刺開其所壅著之涙孔或截

開涙囊自其創口向外面可以刺徹涙管及涙孔而開之

也

其二鼻管閉塞症　此症則由淚囊患蓄水腫所發也

治法　在開鼻管詳于淚囊蓄水腫症

其三鼻痔壓窄鼻管孔症

治法　在除治鼻痔

不路乙斯曰雅幣人名之說見自淚囊所根之鼻痔云

其四內眥腫瘍腫淚囊或淚管生不怪樣腫症

治法　在除治其腫瘍見大眥腫瘍症

其五淚[illegible]症　此症則為不治也

則其淚孔由為大眥息肉眼瞼

腫起乖失其常所發也

治法　在各治其本病

其七淚點弛開症　此症則由括約淚孔之筋力致麻痺所發也

治法　宜健神劑

其八淚孔毀敗症　此症則由諸般毒液侵蝕穿毀淚孔之細筋纖維而翕收括約其淚液之精力致衰弱所發也

治法　在治其穿蝕

眼眵

此症則自瞼緣而滲出如膿之粘液也

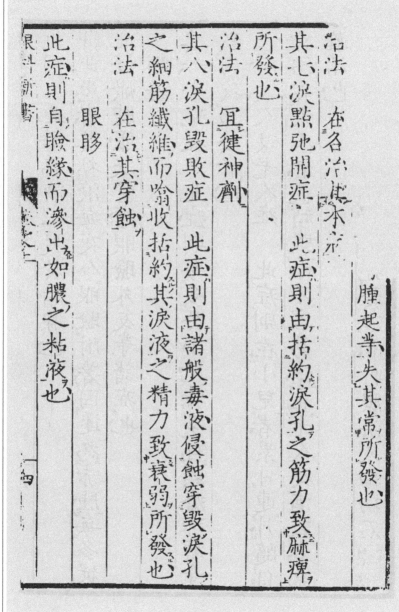

近因　此酪膈液之聚於脂腺也

罹此患者其粘液每夜令眼瞼附著因遂為赤腫每多從此發焮腫眼淚管瘻眼瞼外反等諸症也

類證

其一、小兒症　此症則每多於小兒特多自頭瘡疥癬等致内攻而發者也

其二、大人及老人症　此症則在小兒者累日連月隨自當治在大人者甚頑強而不容易治在老人及酒客者為難治也

〇發泡膏打膿法又神功石製法

小丹等用之

不路乙斯曰沫合郎鐸别羅杌（人名）之説凡眼眵症百方無功者籠動（諳厄利亞國都名）之藥局有一奇方即是緩腐劑也以此為泥攤作半月形以貼耳後令之膿潰凡四七日要令其瘡口不痊又以續隨子裡皮（附録）貼耳後項窩亦良也其功俱相半能成膿瘍以收奇效

神功右方　礬石焰硝膽礬各等分右件合匀入土器上火熔化而後入龍腦少許

其三　黴毒症　此症則多發丁淋病或白帶下閉澁以為内攻者又在小兒則發丁其父母有黴毒者也

治法 外用即前症所述之方法而内服水銀劑也

其四 鵝溜毒症

治法 解熱皮加悉鳩烏苔黑汞丹附錄及安的謨溺附錄服之此症峻下劑則有害矣

其五 壞血病症 此症則内服壞血病主劑而神功石或以鉛糖附錄水解塗之

淚囊蓄水腫

此症則淚囊腫起而以指按之出清稀淚液或有交白條縷者共自淚點或鼻管而流泄或有兩道共流泄者也

表裂或鼻管為閉塞所發也

其一、涙嚢衰弱症　此症則試以指按之其嚢内所聚之涙液自鼻管而流出是其見徴也

治法　用健運水劑即焼酒加合膽礬龍脳少許以水銃射灌涙嚢内且以冷水洗之又須施安定巾以徐徐按合涙嚢也

其二、鼻管閉塞症　此症則從其起因而施治故各為區別即記于左

第一、粘稠液症

治法　滌除水劑即野麯漼方附録或蓬砂或硇砂或膽

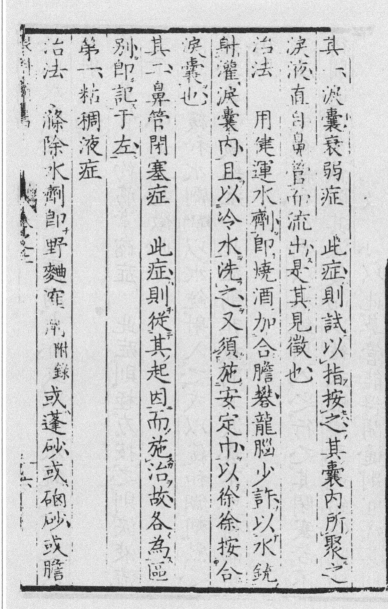

礬以水解之每日數回點滴大眥或以小水銃自下之淚點射入之

第一　鼻管收約筋攣縮症　此症則極力按之則淚液流泄于鼻中是其見徵也

治法　緩和水劑附錄以水銃射入之或以緩和餬劑熨之

第三　鼻管皺縮症　此症則非截開其淚囊不可得而辨知焉

治法　先初緩和水劑以水銃射入之行之其閉塞若不得開通則須截開其淚囊而以絃或蠟線子或鉛條穿納以此鼻管能得開通則宜灌其創

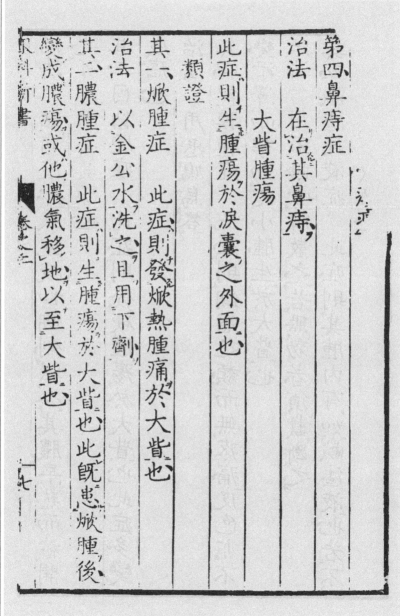

第四鼻痔症

治法　在治其鼻痔

大眥腫瘍

此症則生腫瘍於涙嚢之外面也

類證

其一、焮腫症　此症則發焮熱腫痛於大眥也

治法　以金公水洗之且用下劑

其二、膿腫症　此症則生腫瘍於大眥也此既患焮腫後變成膿瘍或他膿氣移地以至大眥也

治法　貼脂液膏或施緩和劑以令其膿早熟而截開之可以取去其膿也

其三　固結腫症　此症則發硬腫瘍於大背也此症多變成癌也

治法　用悉鳩烏答

其四　包膜腫症　此症則餬瘤之類而無疼痛皮色亦不變滑澤而移動之小腫生於大背也

治法　用石鹼膏解散之若無効者須截斷之

其五　鹹渣樣液症　此症則其腫内有如鹹渣液也若不

腫症　此症則生堅硬腫瘍於内眥也

於毒者也

治法　以瑞香（附録）煎湯服水銀劑貼水銀膏

其七　包涙腫症　此症則由涙囊有壅閉其涙液者所發也

治法　見涙囊蓄水腫症

其八　涙管壅様症　此症則由如膿之粘液聚涙囊所發也

治法　見涙管壅症

大眥潰瘍

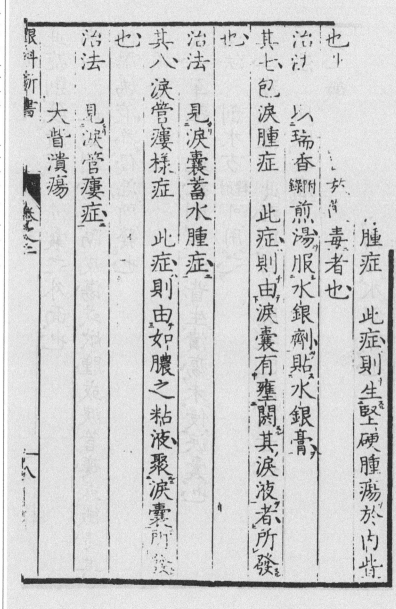

此症則發潰瘍於淚囊之外面也

病因　此因創傷或隔皮傷或焮腫或淚管癵或黴毒其他酷厲液為侵淫所發也

類證

其一　單症　此症則唯大眥生潰瘍未侵淚囊也

治法　創水方附錄可用之

其二　癌樣症　此症則固結腫之已成癌者也

治法　同眼瞼癌

其三　黴　內服水銀劑也

此症則或有兼淚管瘻者也

治法　內外共用防朽劑附錄也

其五淚管瘻樣症　此症則由淚囊或毀傷或截開所發而是一箇內眥潰瘍也

治法　同淚管瘻

淚管瘻

此症則內眥之輕腫而以指按之則如膿之粘液自淚點或鼻管而流出或兩道共流出便可以此辨知為其本證也

近因　非是大眥內有潰瘍但如膿之粘液自淚囊之脉

而流出也又別生潰瘍於其部者甚罕矣設令雖生其部
其所流出之如膿液則與此全異其起因者也
不路乙斯曰凡流出如膿之粘液而其患部無顯然潰
瘍之症於體軀諸部亦甚多如淋疾白帶下之症其陰
部雖無顯然焮腫潰瘍乎然漏泄如膿之粘液也如感
冒症其頭部雖無顯然潰瘍乎然自鼻中流泄如膿之
粘液也如等疾家之漏泄白汁亦復爾爾如石淋家每
自小便流泄許多如膿液如勞咳家日吐出若干如膿
液雖亦是膿汁也既見以石淋死之膀胱及以勞咳死
無所於潰瘍處也

者瘰癧疹鵝瘡黴瘡等酷厲液流溢于淚囊
之腺淚囊内屢發焮腫或閉塞鼻管或停瀦淚液于淚囊
或打撲傷淚囊所發也
凡此症分之爲二曰單症曰併症
其一單症　此症則鼻管無閉塞而以指按内眥則如膿
之粘液自淚點及鼻管而流出也
治法　野麯潅劑附錄或神功石或蓬砂合砂糖之水劑或
峻腐石水劑或膽礬或龍腦或泄鐸力泄羅索烏[illegible]水
劑等每日數回點滴内眥自淚點令以吸收於淚囊内也
吸收之法宜用左之法先令患者仰臥而取小羽管截兩

端而相通若其一端下口浸于水藥中其一端上口以指固抑之則一滴水藥保其管中乃進下端於大眥上而放其所抑上端之指則自其上口空氣入焉而管中水藥自下以滴入眼內也水藥已能入眼內則令患者閉合眼瞼且以指少運動眼中然則水藥能自淚孔而吸收於淚囊內也

又或水眼藥可以小水銃自下之淚點射灌於淚囊內也

其法如左

第一　以左手自外眥驗下斜牽下瞼則其內眥內能自見

[illegible]一人手持其銃正斜量宜以下其銃口細管先自涙孔納涙管而可徐納諸涙嚢内也

第三銃中水藥於是乎可射灌之但勿一擧射灌之何則涙嚢為之澎脹故也

第四令其所射入之水藥保於涙嚢内凡半時或一時可以按出之如是施法日兩三回凡施此法其徐徐當如滴入也蓋兼焮腫者勿施之何則以此衝動其部則有却招害故也

其二涙嚢兼焮腫症　此症則流出如膿之粘液而内背及涙嚢亦腫焮痛是其候也發此焮腫一年三四回其發

時用退焮劑則不日消除然每月一發或七日一發如是數數而發者雖用退焮劑甚頑强而難愈者多

治法　第一以金公水或水眼藥洗之又施銚法於此症則衝動淚孔常以致焮腫也第二刺絡法下劑及退焮劑等用之第三打膿法串線法或芫菁膏貼項窩或施蜞唖法於顳顬（蜞唖法詳于瘍醫新書蜞唖法篇）第四用清血劑

其三　兼鼻管閉塞症　此症則按內眥則流出如膿之粘液而非淚孔流出之鼻管則更無流出焉便可以此知其鼻管為閉塞也

治法　在開其附塞也若由粘液所閉塞者則滌除水劑

且射灌之可以除其粘液也又有鼻管之括約筋為牽縮以縮閉焉者有鼻管為皺縮而自然窄窒焉者如然者須以所左述之術療之

截開淚管瘻兼鼻管閉塞之療術

第一截淚囊第二通鼻管第三乾自其鼻管所出之膿汁等以要瘥其所截之外表創

蓋施此術也一則防止膿汁夥聚淚囊以澎脹雖以指壓出之而弗泄出其近傍因將致破裂者也二則防止淚囊膿潰為毀敗或淚管致腐蝕者也

須用意之法

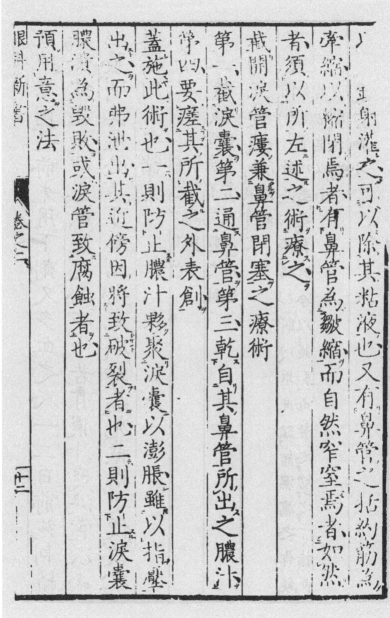

凡施療術之前先用下劑又多血之人一二日前施刺絡法食飲亦用防止焮腫之品夜中若有膿汁聚液囊以為澎脹則其翌必不可壓出之此以却為施截術之便故也

療術所用之諸具

小刀（截疣囊之所用也是內翻刀為良）

三稜鍼（或滅羊所製之鍼刺鼻管之所用也）

勾三稜鍼（刺淚骨之所用也）

絃（備細大數品○不路乙斯所取此絃能濕濡之作鑷於其端以垂之自然令以延引而乾之切之一指長其切端以小刀削尖之）

彔子（細小）

紙子（以綿撚糸所造而細小者）

繃帶

諳厄利亞膏（攤作半月形者）

行療術坐居法

先令患者凴椅子而向晴明以仰頭須傷人扶之無以揺動醫師則向其前而立（豫云西洋常凴倚子故施療術亦然我邦則起臥唯醫家床而已他皆倣之）

療術

第一、醫師以小刀就其患處而截之其幅二三分其深則

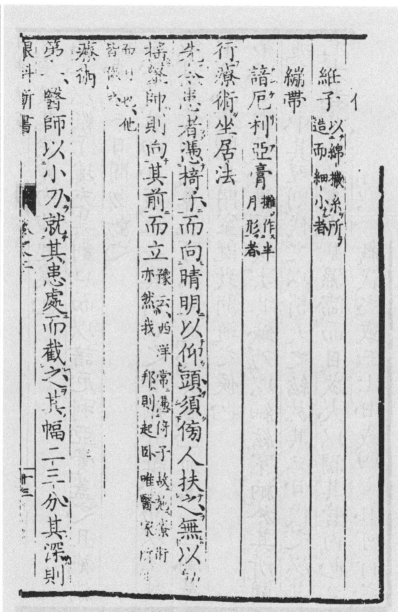

宜須以其淚囊內腫起處也

第二以紙子填充其創口而以諳厄利亞膏蓋之且施繃帶焉而二三日間勿動之

第三於其四日須取去其創口之膏劑并紙子而以三稜鍼自鼻管刺到鼻孔可以開通之其徹也血液二三滴鼻中自出是即其閉窒既致開通之候也

第四如右行之畢而拔去其鍼乃以細絃穿納於其所開通之鼻中其翌則代之以稍大之絃於其三日代之以其尤大者其絃於鼻中見濕濡而自成大以潤其管內也蓋

絃代之或三七日或四七日而可行之

縱淚囊創口處則少曲折之以膏貼之此為其絲不浸涵也

第五過此而往以加涵鉛醋所製蠟線予代大絃以穿紉於鼻管中凡十四日而後又十日或十四日之間以鉛條代蠟線予可以穿紉焉且其間數度涵鉛醋或跖乙鄧（人名）水劑（附錄）可以水銃射灌之以此其所截開之鼻管徐徐致乾燥也

第六如此而後鉛條亦拔去之而以諳厄利亞膏或黄膏（附錄）蓋貼其外表創以此其創不日自瘳

沃淤乙斯的窒湼羅（人名）之療法尤初之截淚囊但以紉

條自淚孔穿納之減半名目ハ絲官鼻孔ハ熱絲管ト
開通其閉窒也然拉轉捻丢速名ハ及吟拔溺修速名ハ之
說以上諸法共取功甚少却為害云
臨施療術時或發作之諸症
第一、截淚囊而有多出血者是毀傷内眥之動脈故也郎
可用綿撒糸焉勃之類止之
第二、經截治後或有成淚出不止症者此自淚囊為衰弱
或淚孔并淚管閉塞合所發也故欲塞其淚囊創時一則
以細條一則以水綿穿通鼻管以防其塞合也或若愈其
小 又鼻管致塞合者宜須再復截淚囊貫淚管以通之

廿淚囊為衰弱弛緩所發之淚出不止症則當從淚囊嗇收性法而治之也

第二淚囊創之成瘻樣者是為潤其鼻管而穿納紙子或鉛條時所令萌起也略狀安的謨溺或峻腐石以水解之數度塗其顛皮為要或以小尖刀圓廻其顛皮可以截去之或又以芫菁膏塗紙子可以潰除之即如此以除去其顛皮則其創口宜如新創愈之

其四淚囊兼破裂症　此症則淚點及鼻管由如膿之粘液致閉塞而淚囊及其外皮遂共破裂于外面自淚囊內之腺流泄如膿之粘液也又此破裂或于淚囊中央或于

他處下驗或又有在淚囊中央適宜處者然其破裂多是甚小也宜當十分廣之此宜穿納紋於鼻管故也其非適宜處者更施截術於淚囊為要不然不能治其本病也

其五淚管及淚骨兼腐蝕症　此症則朽骨瘡或惡臭膿瘀或鼻中發惡臭或生瘀肉於淚囊若鼻管也此由息于截開淚管膿所發也

治法　第一內服抑防朽劑即解熱皮加阿魏第二外用則嗽腐石澤水劑或以刀截去其瘀肉而後點滴龍骨木脂乳香或沒藥灌劑可以禦其腐骨增長第三此症鼻為腐敗者則以三稜鍼雖開之而不能也又如用絲

亦難通也此宜須以勾三稜鍼自淚骨貫內膜別造新孔也然此行術後血液自鼻孔出及鼻中所啓之氣自瘻瘡創口出者即是貫淚骨以致開通之候也

不路乙斯曰以勾三稜鍼貫之宜慎如法行之軟骨前延長之處及篩骨平面之處必勿令鍼觸焉如是用心宜令通於下方也內方也後方也不然或至毀傷鼻隔及水綿樣岐骨之危也

第四其開孔也速以紙子填充焉而三日間勿動之

第五拔去右之紙子後以三絢大絃穿納於新孔或三上日或四七日以此令其孔為潤也

第六如是行後以鉛心蠟線予（隊按以鉛爲心所以造之蠟線予也）或鉛條其尖如前絃者代前絃穿納於新孔凡二十五日其間宜用收斂水劑灌漑患處以乾之也

第七終除去前鉛心蠟線予或鉛條而可愈其淚囊外面創也

其八兼酷厲毒症　此症則黴毒鵜瘤毒痘毒癌毒或其他酷厲毒等兼發者

治法　各就其本病用之方法可以兼治之

大眥瘜肉

此症則淚阜之致腫脹也罹此患者眼形醜惡淚出不止

或成眼瞼外反等患害也

類證

其一善症　此症則瘜肉軟赤而無疼痛其狀殆與桑椹相似也

治法　第一以涵鉛醋令乾燥之第二以絲自其根紮切之第三以小刀截斷之第四以腐蝕劑消除之

不路乙斯曰無鹽牛酪四錢赤汞丹二分二釐右二物合匀之即是腐蝕劑之良方也

其二惡症　此症則其瘜肉甲錯而硬其色如鉛而刺痛多是變成癌瘡也

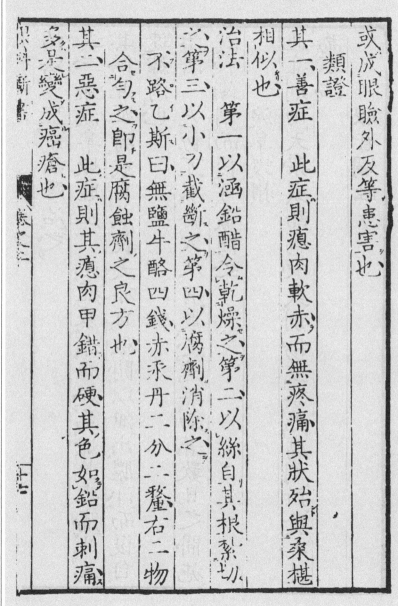

治法宜如癌瘡治之

其三　兼淚阜焮腫症

此症暴赤腫起為焮熱疼痛此為其候此症時或自成長大亦自破開以泄出膿汁而復自速縮消也

治法　先初可以金公水消散之若無効者數日之間施緩和鍘劑而後可截開之

淚阜毀損

此症則由天稟或酷厲液或創傷或誤貼腐劑所發也此為不治

眼背爛蝕

此症則瞼縁接合處即眼眥也或潰爛或穿蝕多是在内眥也

類證

其一淚液酷厲症　此症則有酷厲液毒故淚出不止也

治法　除治其淚出而後峻厲石水劑可施之

其二大眥潰瘍症

治法　先治其内眥潰瘍而可治此症即見内眥潰瘍症

眼眥汚穢

此症則如膿之液滯在内眥也

近因　此由眼眵之聚内眥所發也

類證

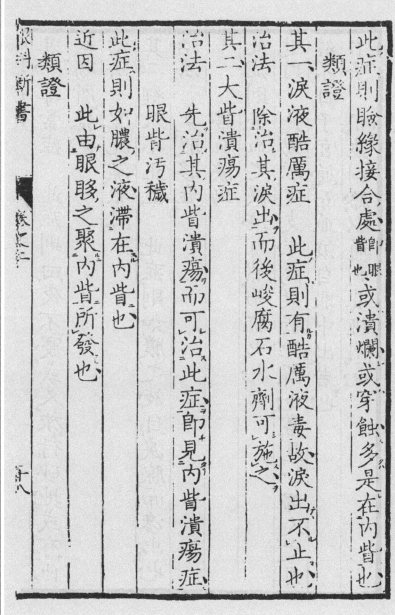

其一　尋常症　此症則由夜不寢或久旅行砂地或有他疾病所發也

治法　宜洗潔眼目

其二　經久不止症　此症則如膿之液自淚腺而滲出也

治法　見眼眵症

帶血淚出

此症則帶血之漏液自然而流出也

近因　此動脈之支末為衰弱弛解也嘗見一婦人之月經不自子宮通而血液自眼中出者也

治法　宜施刺絡以通利其經閉也

病篇第五

焮腫眼

此症則白膜或眼球全腫起而發焮熱赤痛也

近因 此由血液聚於脉絡澎脹為焮熱衝動也其症患者或有覺眼膜一體而然者或有覺各部一處而然者蓋此症由其所在輕重長短兼併病因等分類以異其名也

所在區別

其一外部症 此症則發焮腫於白膜或角膜也

其二内部症 此症則發焮腫於虹彩（即葡萄膜）或脉絡膜也

其三眼背瘡　此瘡則特唯內背若外背發焮腫也

輕重區別

其一輕瘡　此瘡則僅發焮腫也

其二重瘡　此瘡則劇發焮腫也

長短區別

其一暴卒瘡　此瘡則焮腫兼熱而發無久稽留也

其二持久瘡　此瘡則焮腫無熱而發大抵數月或經年

為久稽留也

其三發作有時瘡　此瘡則焮腫不差時日而發作也

兼所區別、

其一、併症　此症則為他眼疾所併發也

其二、兼症　此症則他眼病之所兼發也

其三、濕症　此症則焮腫之兼流出鹹濇樣或膿樣之液也

其四、燥症　此症則焮腫絕無流出汁液以為乾燥也

病因區別

其一、外因　此謂根外傷之地以發焮腫也

其二、支因　此謂腹內或體軀他部已有病根因支分及眼目以發焮腫也

其三、本因　此謂病因不係他部特唯眼目發焮腫也

其四酷厲毒因　此謂他病毒酷厲液轉其地以侵眼目也此由黴毒淋疾毒痘疹毒瘟瘡毒冒寒傷冷毒熱病毒諸瘡内攻毒或壅遏體軀之蒸發氣所發也

配于右之所區別以衆證治分法於左

其一輕症　此症則焮腫眼之尤輕者而白膜微赤澀痛亦輕此由犯煙氣或齒牙萌出或讀書過精或冒炎暑或塵砂入眼或雨行侵濕或途燥風若寒風等所發也

治法淡水洗或冷水可洗之然其焮腫稍長者須施刺絡法及下劑也

其二重症　此症則焮腫眼之尤劇者而白膜極赤如猩

猩絨然其為腫脹突然高於角膜而角膜則凹然如陷也瞼亦赤腫劇痛徹眉夜則殊甚寢食共廢唯覺頭腦及眼中有鼓動者也此候初發尤甚患者為之眼心共矇憒焉

此症自其初發甚為嶮重不可容易治動輒破裂眼球也或又瘥後白膜遺脈腫角膜致曇暗或成淚管瘻或生翅翳其他發難治諸症遂至以喪明也

治法

於其初發須速以左之方法疎解導泄之也

第一屢施刺絡法於肘中足跗及頸血脈

第二行蜞呧法於眼眥

第三刺開顳顬之動脈

第四初用峻下劑後用緩下劑以釁導泄之

第五貼芫菁膏於項

第六清涼菓液（附錄）加焰硝罌粟苞煉（附錄）用之

第七用右諸方如無効者宜以鈹鍼刺其所腫脹脈絡也

不路乙斯曰刺焮腫眼内之血脈以瀉出其所欝蓄之血液且頻以温湯洗之或熨之尤良也余思惟刺瞼中他部令以多瀉血豈若如前條直就眼内瀉衂以得其踈解之速哉又屋悪羅浮嚩泄（人名）有抓破焮腫眼之法即束麥芒如筆以此抓摩眼中及眼瞼也然此法勿施焉何則以其刺衝之甚却起疼痛故也

第八外施金公水或枺檯餬劑（附錄）而其焮腫為減則礬石青金糖白膽礬（附錄）等水解點之

其三內部症　此症則發焮腫於蒲萄膜及脈絡膜其為赤色最多于虹彩而白膜則少瞳孔亦收縮向明處則羞明不能以開眼又眼底及腦中為疼痛而覺有鼓動為者眼球時或卒然突出或兼猛烈熱或發不寐譫妄殊是發于壯之人及神經易觸覺之人也○凡外部之重症焮腫則彌蔓以入于內部又內部之症焮腫則淫溢以出于外部故重瞼之症終破裂眼球每多為不治之症也又此焮腫一旦雖退爾後動致瞳孔收縮或虹彩附著角膜

及水晶囊或内翳眼昏暗眼視力乏弱或虹彩破裂等症續發也

治法　同前重症

其四暴卒症　此症則是尋常焮腫眼兼發熱者而四五日若一二七日退也○是前所謂輕症焮腫眼稍重者而非兼異常酷厲毒者也

治法　刺絡下劑其他用退焮劑外施金公水

其五持久症　此症則荏苒持久以為宿疾眼中最赤而多無疼痛此由脈絡之致衰弱所發也

不路乙斯氏予毎多見焮腫眼其色極赤而不曾知其

疼痛者也

治法　内外共用健運劑内服解熱皮法列力宅納ハ用冷水或青鉛糖或膽礬或礬石等水劑不路乙斯曰雞子白礬石右二物研匀之是奇效點眼劑也然或令瞼緣及瞼毛粘著宜當用意焉

其六燥症　此症則從荏苒涉日之焮腫而淚液不出瞼亦不腫唯眼瞼焮赤時發搔痒而旦且夜則眼瞼粘著不以離也

病因　此自血液酷厲毒而發故頑強而難退○此症致尿意急到而難通者多是將融解之徵也

治法　用刺絡下劑利尿劑清除其毒液而以乳水或鑛水錄劑或溫湯淋洗眼目或又乳汁加消夫藍點之若林檎及乳汁餬劑或榠樝核液或大麥餬等宜撰用焉

其七　濕症　此症則眼瞼腫起涙液夥出或兼眼眵症也

病因　是自血液黏偏毒而發故頑強而難退且眼瞼及頰皮糜爛以致剝落也

治法　行刺絡法及施蜞唖法於眼眥且頻用下劑或貼芫菁膏於項窩若肩胛之間此症烈者施打膿法及串線法用緩和黏滑液之煮劑於其初則以榠樝核液或大麥餬所製之水眼藥等貼之且行繃縛焉至其終則石膽白

[illegible]等水解點之

其八外傷症　此症則由突衝打撲眼目或砂塵飛蟲入眼或行内瞀衝或創傷眼目等所發也

治法　主膽藥酒浸以爲熨藥或施林檎劑若刺絡法

其九支因症　此症則由腸胃中有污滯所發之焮衝而各見其證候即酸敗液腐敗液膽汁敗液蛔蟲等是也凡此等諸症多無疼痛唯胃熱發作有時也

治法　開結鹽（附録）或下劑也若由蛔蟲發者用殺蟲劑又由小兒齒牙生出或頭痛或諸藏閉塞或自他遠部而交分所發之焮衝則宜各就其本病而治之

其六頭腦焮腫症　此症則當以頭腦有焮腫者言之也
其症有由酷厲毒發者或有由狂躁熱發者或有由打撲
跌傷頂部發者尤為懸殆是腦髓焮腫而為膿瘍或為潰
殘滅死致也
治法　宜消除其頭腦焮腫或發狂熱
其十六多血症　此症則由血液為衝逆所發而見血液
滿溢頭中之諸症候此經閉痔血閉塞或大便閉或嘔吐
咳嗽或臨産努力或過服強烈諸飲等所致也
治法　施刺絡下劑及通利血液之方法金公水洗之
下路乙斯曰由經閉發者貼水蛭於陰門傍及施浴脚

湯可以浴其足脚及臍也於其道經此有奇功

其十二　胃寒傷冷毒症　此症則由早天出行以受冷氣壅遏其體躬肌表之蒸發氣所發也此症自然之熱欲以化熟而去者則數日之間自眼目鼻孔流泄如膿之汚液而後眼目焮腫亦自消除矣

不踏乙斯曰余嘗見一婦人屢患焮腫眼者因詰問之彼婦云每栖徧濕氣未乾之屋壁必患之此以壅遏其蒸發氣故也

治法　在治胃寒傷冷毒外用乳汁加消夫藍

其十三　淋疾毒症　此症則由黴毒淋疾之致閉塞所發

也。此黴毒浸淫于白膜纖維故也。

區別 淋疾開溢凡二三日後大生眼眵，眼內赤赤而流泄，如從口所出膿樣黃白液也。此症如黴毒焮腫眼其焮赤難早且不減，動輙白膜腫起，角膜曇暗陷凹而成翳惡之症也。

看法 此不可不急救之症也。然多是內部遂為膿瀉，角膜因致濁暗，不遑徵漸至以喪明也。

治法 施刺絡，并下劑及行蛭吸法於眼背，貼芫菁膏，用打膿法或以球解鍘劑（附錄）熨眼，且以緩和熨藥方（附錄）施陰罨法，此常法也。難勉行之，多為難治。余屢見用此諸法之中，

遂至失明者因別考索良法以行之其法如左

第一每日飲服甘汞丹五分

第二蒸薰眼水銀湯其方甘汞丹八錢乳汁九十六錢共合入小硝子温之令患者臨其硝子口以蒸潤眼目爲其間每如食頃而復行之

第三此症用水銀劑如無效者以淋疾膿汁塗蠟線穴穿納諸尿管中可以種淋疾也凡此症不可刺開其所腫脹之脈絡不唯無益却爲害也

其十四黴毒症此症則由黴毒彌蔓於全身所發而與自淋疾而發者自爲區別此症也朝朝爲大減而非成險

惡燉腫者也

治法 內服甘汞丹外施蒸眼水銀湯（方見）或神水膏

其十五瘡毒症 此症則眼月及瞼緣輕發燉赤以致潰爛而成瘡樣也

治法 在治瘡癬又見瞼緣赤爛症

其十六鷄瘤毒症 此症則多於患鷄瘤小兒而見鷄瘤毒諸症候也

治法 內服則解熱皮安的謨滃悉鳩烏答糖（附錄）黑汞丹勿熱茶尔鹼（附錄）硇砂龍膽等是也外用則解熱皮加蠟石水眼藥（撥解熱皮煎汁加蠟石者也）最後宜施發泡膏串線法以表泄

其毒也　絡及峻下劑於此症甚有害也

其十七　諸瘡内攻症　此症則由痘瘡痲疹疥癬面瘡頭瘡等為内攻後其毒及眼目所發也

治法　宜須再發其瘡而導泄其所浸淫眼目之毒液也即串線法打膿法芫菁膏其他排出外表之方法可用之

其十八　痘毒症　此症則痘瘡結痂後過一二七日發此由患者不清潔眼目或早試出行以侵寒冷等所發也此症甚頑强而難退或為周年不治或常流酷厲濕汁或角膜動生斑點或令角膜厚强

治法　頻用下劑及安的謨溺水銀劑發泡膏打膿法冷

水洗眼法等施之

其十九冒寒傷冷及痛風毒症　此症則眼内無赤色但發劇痛而流出酷厲淚液也

治法　見疼痛眼自冒寒傷冷毒而發症

其二十自然症　此症則多由房事過度所發也

治法以冷水或金公水洗之或全身浴冷水内服健運劑即解熱皮法列力窒納及鋼鉄等也

其廿一兼發症　此症則為他諸症所兼發也即睫毛内刺眼瞼内反麥粒腫澁刺兔眼白膜疨角膜潰瘍膿瘍眼球瘤リ蒲葡膜生砂塵入眼等所兼發也

治法　宜各就其本病而治之

其廿二　流行症　此症則由冒寒傷冷毒等過閉其蒸發氣或於秋時腸胃中生腐敗污物或膽汁為敗液所發也

治法　宜各從其病因而治之

其廿三　發作定時症　此症則如瘧熱往來定時而發作也此症有眼内赤者或有不然者

不路乙斯曰爸跕羅（人名）曰見日一發之焮腫眼又落旃速（人名）曰見三日一發之焮腫眼

治法　用導泄劑（附録）及下劑而後解熱皮用之

疼痛眼

此症則眼內無赤色而為劇痛其為痛不或帶痒或為𤏅熱或覺如見壓而痛或覺如砂石入眼而痛

類證

其一冒寒傷冷毒症　此症則由鹹渣様液之致伏留所發也故眼內全無赤色或少發赤色也

治法　用下劑防止𤏅腫又用發汗劑及貼芫菁膏罹此患者不能忍一滴水液入眼中也

其二發作有時症　此症則眼內無赤色然脉䐁駛數煩渴淚出小便最赤時有灰色物沈于尿底也

治法　宜如瘧疾先初用下劑而後解熱底或宓羅溺蛤

湔灌劑附録用之。

其三拘急症　此症則其眼球覺如吊懸而痛是即眼球諸筋之致拘急掣抽也多是子宮病脾病之所兼發或自極為啼泣亦發也

治法　用鎮痙劑及健神劑。

其四內部焮腫症　此症則其疼痛覺如自眼窠中推出眼球也

治法　見內部焮腫眼症

其五水腫眼症　此症則額內為疼痛後發眼目昏暗而致瞳孔濶大眼球突出也是起因於硝子液水腫眼初發

之所得也

治法　用刺絡并下劑及貼芫菁膏即見水腫眼症

其六　瘮痛症　此症則其痒痛覺如砂石入眼內又是燃腫眼麥粒腫初發或砂石入眼并所兼發也

治法　以冷水或金公水洗之

其七　屬症　此症則屬他眼疾發疼痛也是即燃腫眼麥粒腫并所兼發也

治法　宜各就其本病而治之

其八　癌毒症　此症則由癌毒侵入眼內所發也

治法　見眼球癌症

白膜脈腫

此症則白膜之血脈為腫脹也

近因 此血脈之致衰弱也

類證

其一單症 此症則患焮腫眼後每為脈腫也

治法 用膽礬水

其二兼翅翳症 此症則血脈為腫脹出自眼背以至翅翳之末也此症以鈹鍼或内翳鍼横截之而蘸膽礬水可以乾之又驗惡之症變眼球瘺詳于眼球瘺症

白膜血斑

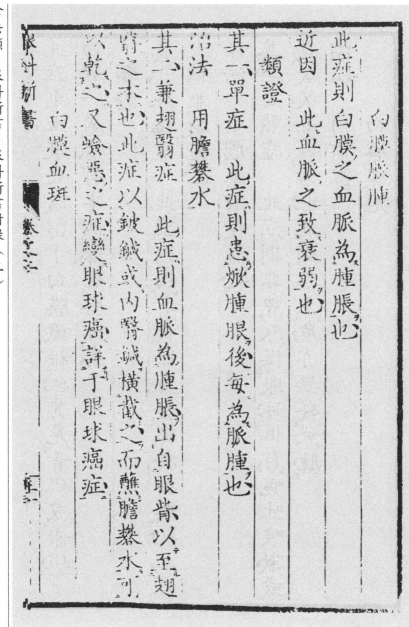

此症則血液之溢留于白膜纖維也其見青斑或赤斑
白膜一處者有半部者有全部者

類證

其一外傷症　此症則由打撲眼目發斑於白膜也此類
大抵兼焮腫也

治法　主腦藥酒浸熨之

其二自然症　此症則非曾外傷眼目但自嘔吐咳嗽或
為大笑而發者也此類無至危亦無發焮腫

治法　同前症

白膜膿疱

此症則白膜部當角膜縁處發實膿液小泡而赤脈遶其膿疱也

類證

其一尋常症　此症則由眼背之為焮腫所發也

治法　退其焮腫後施龍腦水（附録）而後神妙石（附録）水解點之

其二酷厲毒症　此症則由黴毒瘟毒其他病毒酷厲液所發也

治法　當用前症外用方而宜各從其病毒以投之服劑也

白膜水疱

此症則發實水液小疱於白膜也

類證

其一無疼痛症　此症則先刺破之而可以白膽礬水乾之

其二焮痛症　此症則其疱周圍赤而為疼痛也此由諸般病毒酷厲液所發而從此多變炎症膿瘍也

治法　消散其焮熱而施乾燥水眼藥（附錄）又宜與除治其病毒之服劑

白膜痞癗

此症則生小硬腫於白膜也

病因　是諸脉之為破結也

治法　内外共用導泄劑附録

白膜顆肉

此症則軟而帶赤之粒肉生于白膜也即是一箇瘜肉也不路乙斯曰此粒肉以帶赤色與脂肪腫異矣脂肪腫則黄色也即見翅翳症

病因　是滲泄水様液滞在白膜乃凝結為固硬也

類證

其一單症　此症則無係他諸症單發斯症也

治法　以膽礬水蘸之

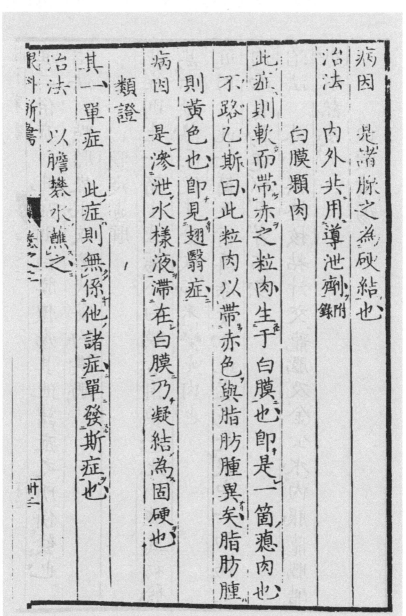

其二併症　此症則白膜膿瘍其他諸症之所併發也

治法　點膽礬水或酪狀安的謨濔

白膜疫毒腫

此症則生一箇小腫瘍於白膜若角膜也此小腫其初發甚赤焮熱而後其瘡成痂悉變死肉也

近因　此一箇天行傳染毒也此症多是眼中一面為死肉而盲焉遂以死者亦多

治法　外用榠楂核粘汁交龍腦及金公水內服龍腦醋加解熱皮

白膜潰瘍

此症則發膿瘍於白膜而為潰破也

類證

其一、單症　此症則自外傷而發或生于患𤇈腫眼後也

治法　愈創香油附錄或神砂石水施之

其二、黴毒症　此症則由淋疾毒或黴毒嵌𤸷𤇈腫眼之

生膿瘍所發也

治法　升汞丹以薔薇蜜附錄稀解點之

其三、鵝瘤毒症　此症則發于患鵝瘤毒𤇈腫眼後也

治法　內服解熱皮悉鳩烏答爾其他消用消除惡液之

劑外用解熱皮加礬石

眼科新書　卷之三　廿三

砂塵入眼

此症則砂土及塵埃細蟲鍼屑等入眼內也此等諸物入眼內則每瞬動泪出及發焮痛也

類症

其一諸物在眼內症　此症則或灌水以蕩出之或筆端摩出之或以小鋏子若消息子取出之又鍼屑入眼者令磁石吸出之

其二固着角膜或白膜症　此症則可以小鋏子夾出之如不出者則其物拒粘不以離也宜以針揭起而取出之

西說眼科新書卷之二　終

眼科新書卷之三

目錄

蒲桃膜病篇第八

瞳孔不定

瞳孔不動

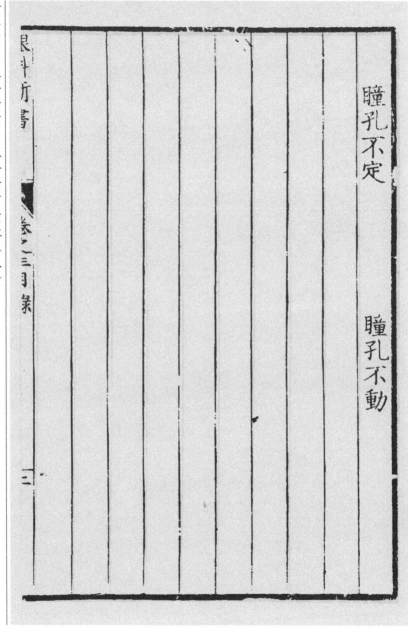

眼科新書卷之三

日本若州醫員　江都杉田豫立卿　譯述

角膜病篇第六

角膜曇暗

此症則角膜爲曇暗或多或少而不澄明透徹也卽看之角膜變帶其色曇暗或瞳孔全難辨等當診得爲此症也

近因　此汚液溢留于角膜間或鹹滓様液停瀦于角膜透明之細絡中或角膜之細絡纖維致相附著也

本因　此自痘毒黴毒鵝瘡毒焮腫眼等而發或自患角

膜陥没若誤用臍藥劑以令角膜凝固等亦發之

角膜少為曇睛者視力乏弱也其全然者成盲也其半然者視物亦半也

看法

其一少為曇暗症　此症則角膜為曇暗不甚也故視力乏弱而其視物也如雲隔如煙遮彷彿不分明也此類猶可治

其二全為曇暗症　此症則角膜悉為黃色或為白堊色而全成盲也此類為難治既經久者為不治然若彼此久淡青色或見如霧斑點者則用試投之藥劑或有效驗

之功、若夫

類證

其一角膜焮腫症　此症則由荏苒持久之焮腫眼所發也

治法　施刺絡用下劑及貼芫菁膏於項外用膽礬水或金公水效

其二自然症　此症則不係他病因所自發也

治法　内服導泄劑即悉爲烏答白頭翁煎放（附錄）及用巽効臆（附錄）升汞丹硇砂等其間更行下劑而外施以滌除方便宜撰用所左列之方法也

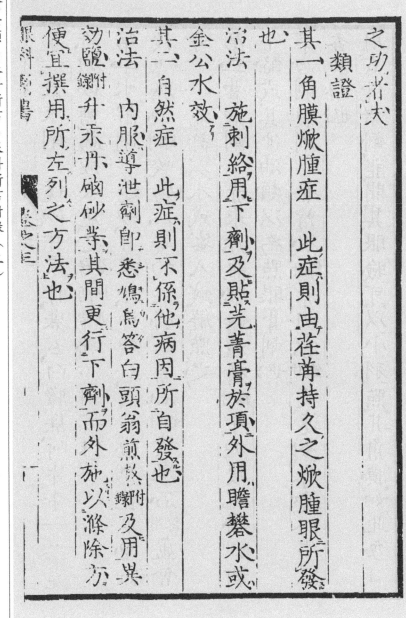

第一散末劑　蓬砂、甘汞丹、礬石、白膽礬、阿片等一二、箆許加砂糖為極末施之（隨所常用右件藥末一二錢砂糖八錢研勻之）

第二水解劑　蓬砂、甘汞丹、神砂石、酒石鹽（附錄）鹿角鹽（附錄）投魚膽總（附錄）峻腐石、安的謨紐謨吐酒石（附錄）黃礬石（附錄）蘆薈等一二、蘸許以水或蜜八錢解、點之

第三膏油劑　赤汞丹、龍腦、鑄爐精（附錄）等、加蝮蛇脂（附錄）新牛酪或其他油類以為點眼膏劑也

第四調製劑　蒼精水（附錄）赤明膏（附錄）及速爹苛速（人名）治眼香油抹也

用治件諸劑能開其眼瞼可以小羽點其角膜如此每日

數吡一二月間可施之若由此催疼痛者可以温乳汁洗之而右之劑仍可每日施之

其三 黴毒症　此症則患自黴毒發劇症焮腫眼後而發焉或黴毒直侵淫于角膜亦發焉

不路乙斯曰名哲斆屋法業速人書自黴毒發角膜暈暗發于小兒則不治云然余屢以蒸眼水銀湯治之

治法　内服甘汞丹外用水眼藥加赤汞丹或膽礬水加升汞丹一釐六毛或施蒸眼水銀湯

其四 鵝瘤毒症　此症則多發于羅鵝瘤之小兒也

治法　内服解熱皮悉鳩烏答黒汞丹外用解熱皮煎湯

或水眼藥等加勿耨茶石鹼

其五痘毒症　此症則痘瘡後過一二七日或兼焮腫或不然痘毒浸淫於角膜以為曇暗又從此變角膜蒲萄腫者多

治法　內服下劑及解熱皮外用宜施前自然症之治方也用酪狀安的謨溺亦良也

其六角膜皺縮症

治法　見角膜皺縮症

其七角膜蒲萄腫症

治法　用酪狀安的謨溺詳見角膜蒲桃腫症

其八併症　此症則重症焮腫眼角膜蒲萄腫及膿瘍其他諸眼之所併發也

治法　宜各治其本病而後袪其角膜曇暗也

角膜汚點

此症則於角膜各處有曇暗不透徹所也

病因　如前角膜曇暗症

類證

其一薄點症　此症則其汚點或如烟或如雲或如霧而不全濃厚也是粘稠之液滯在角膜透明之細絡中也

治法　如自然發角膜曇暗症

其二濃點症　此症則其污點或白或黃而全為稠厚此

治法　可用峻腐石水劑又宜用前角膜全曇暗症之方

法也

不路乙斯曰名哲速微匈人名與服諸升汞丹以治之矣

豫閱西洋書中備載速微匈所發明升汞丹方
有奇效余試其方取效每多其方法別記之　又按羅

人健有能治此症之散劑其方白砂糖白堊赤石脂酒

石附錄各等分為極末可徐擦污點上尤宜久施焉每用

有奇效蓋用此劑則焮腫亦自消除

其三真珠樣症　此症則甚稠濃之污點其色如水晶帶

淡青光然真珠之狀而為塊堆硬結也此殆為不治然試

用後方可

第一峻腐石或酪狀安的謨溺或光著水（附録）黄礬石等注

其硬塊結點之長而可以消除之

第二所行于其點面之術種種有焉便以指鑷（隊撥以鑷鏈所作之）（搔擘抓割之具）細小鑢硝子片屑等抓除之也

第三以小刀切除之

第四以鍼穿其點面作許多針眼細孔也

第五以鈹鍼少切破之以酷烈水劑（蘭云、是峻腐石、或酪狀安的謨溺等之水劑也）點之令其硬塊爲膿瘍以潰散也

其凶乃猿疵　此症則發汚點於角膜全闕或其一方者

作弓形以迴焉而角膜中央少許處尚存透明也此症多于老人故又名老人弓點此由老年稍後衰弱而角膜透明之細絡亦隨致合著所發也此為不治

其它瘢痕症　此症則細長之點也即是角膜外創或潰瘍後透明之細絡為合著而其地為痕點也然以尖鋒利器創傷角膜則不成巨痕猶如依內翳割出作創於角膜也又由尖鋒鈍器及潰瘍所破傷者大率成巨瘢也此症治者鮮矣

角膜翅翳

此症則膜鬃之翳其形猶鳥之張翅多自內眥出漸漸蔓

延下白膜外面遂至以蔽角膜上也

近因　是淚阜或半月樣膜之脈絡纖維弛解致延長也

本因　淚阜或半月樣膜之贅肉若粘膜液浸淫其部也

類證

其一細釘狀症　此症則其形如細釘灰色而軟且無疼痛也

治法　施藥劑或截斷法藥劑則膽礬濃水劇峻腐石膠狀大的護謨溺或枯礬加砂糖等用之截斷法則以小鋏子夾挾其翅膜令以作縮襞可以小刀徐徐截除之

蓋此翅膜惟其緣固着角膜者則術易施也其悉固着焉

者則難令作縮縮故術難施也

其二厚布狀症　此症則與前症異也其翳厚其色赤且多見赤脈而發自白膜以被覆角膜上也

治法　第一可截斷自内眥輸養液於翅膜之脈管即截斷養長翅膜之源故翅膜自致枯縮消化也第二可用腐蝕劑消除之第三可自其翅翳及淚阜截去之

其三惡症　此症則其色不一白膜為脈腫以疼痛也此其原自癌瘡而起者也

治法　在除癌毒然為難治

其四脂樣症　此症則軟而無痛黃色為小塊之翳宛如

一塊片肉大抵自外背出白膜而蔓延角膜者少然滋生涯難除之症

治法可截去之特截去出角膜者為要

角膜藩桃腫

此症則角膜之質曇暗而反常甚厚也

近因是稠液瀦留於角膜間而相阻隔角膜之表面與裏面也

本因此由荏苒焮腫眼或角膜打撲傷或痘瘡餘毒侵入角膜所發也

類證

其一、角膧症　此症則角膜全厚腫也此類每多爲曇暗之候或與其腫起混如銃丸甚則自眼窠突出壓下瞼以外反或更之甚乎頻以摩擦外皮由此皮膚剥落眼球亦暴露空氣之中瞼圍下瞼睫毛因戟刺眼球頻發疼痛焮腫且生小疱

治法　其初發可用冷水或丹凡水消散其汚液其經久者可以酪狀安的謨泥治之其用之法能開其眼瞼而酪狀安的謨泥一滴以小羽塗其角膜曇暗處或隔日一回或三日一回若患者由此發疼痛則可速以新乳汁洗灌之

不路乙斯曰拂郎斯國名工眼科雅寧名人毎嘆稱斯法
其後大學師力古跕羅名人亦試斯法特嘆曰此安全濟
法其功尤奇

其二叢簇症　此症則其腫如肉粒攢簇其數多連而大
於鹹頭也

其三各處症　此症則角膜之一處曇暗腫起頗類小蒲
萄子也

其四剛膜症　此症則小腫帶青色似青小蒲萄子此生
自剛膜而突腫于白膜也

治法　以上三症共可如前症治之

其五透明症　此症則角膜不曇暗亦不變爲厚透明者質而甚突腫也此症是眼目水腫之初發見徵也

治法　見眼目水腫症

其六兼症　此症則兼發焮腫眼角膜膿瘍蒲桃膜生新眼瞼外及角膜肉粒其他眼疾也

治法　先治兼症而後可治其本病也

其七蒲萄膜症　此症則蒲萄膜突腫成蒲萄腫也

治法　見蒲萄膜突垂症

角膜膿瘍

此症則膿汁之聚于角膜間也此症徵候則白而突起之

軟小疱在角膜而流動此可以知與前角膜汚點症異也

類證

其一淺症　此症則角膜淺為膿腫也是自焮腫眼所發而為不危也

治法　可用退焮劑

其二深症　此症則角膜間深為膿腫也其腫裏面潰破而其膿混入水樣液中則有以成膿眼外面潰破則有以成角膜瘻瘡若不潰破而其膿乾固于角膜間則有以成角膜汚點也

治法　外施蓬砂加以糖之水劑可以消散其膿如無效

者以小尖刀或内翳鍼破潰其膿腫而後宜從角膜潰瘍古法而治之

角膜潰瘍

此症則發潰瘍於角膜之外面或裏面也

病因　此發于患眼炊腫眼創傷打撲傷痘毒黴毒鵝瘡…酷厲淚液睫毛内刺角膜膿疱或施截治於角膜翅翳之後也

此症候可以角膜有膿口顯知之

不路乙斯曰古之眼科以種種之名命角膜潰瘍即外面潰瘍曰苛里泄乙牒力翁為凹形曰葷乙落苗為炊

膧曰翳蛤烏首有瘜肉曰白跕列乙翁在角膜緣曰空羅刼首然是但為醫家之易記臆而設之已非有益于治術也

類證

其一在外面症　此症則角膜外皮薄成潰膿也此症雖蔓延于角膜全圍然不及角膜外而角膜則為白色白膜則為赤色也

治法　神劾石水劑或白膽礬以雞子白調匀之可以筆端塗角膜

其二瘡痂樣症

治法 硼砂或神効石水劑施之如無效者用峻腐石或酪狀安的謨溺或升汞丹等之水劑可以消除之

其三水綿樣症 此症則贅肉為鬆疏小塊宛如鍼頭而起生也

治法 或截去其贅肉或以峻腐石點之最後為導泄其毒施發泡膏打膿法於他諸部且隔日用下劑

其四黴毒症

治法 飲服水銀劑附錄而升汞丹少許以玫瑰蜜調匀點之

其五鷄瘤毒症

治法　内服治鷄瘤之劑外施解熱皮煎汁

角膜瘻

此症則發瘻瘡於角膜也其成膿管或向上或向下若横若直若屈曲而見焉

其一　全貫通症　此症則其管孔自角膜表面貫裏面也

此症視其瘻孔知之或以水様液自其孔流出知之或以角膜曇暗或皺縮陥凹知之或以眼中常赤知之

瘻瘡為貫通而經久者則角膜陥凹以刺衝虹彩而發瞳孔縮小或虹彩附着角膜或為焮腫等之症也

不路乙斯曰角膜致皺縮陥凹者以水様液自其管孔

而漏出故也

治法　第一可用膽礬水或蘆薈或硼砂加砂糖之水劑消除其瘻瘡第二可用芫菁及峻腐石水劑或酪狀安的謨溺點其瘻口第三可以内翳刀（見眼症翳）截開其瘻管

其三不全貫通症　此症則瘻管底不貫通角膜裏面也由此如白管而見焉或角膜雖爲曇暗然不皺縮也便可以此辨知之

治法　用前症藥劑若無効者乃可截開之内服可用清血劑

角膜創傷

此症則角膜或截斷之或刺破之也此兩症共必流出水様液而角膜致皺縮也

類證

其一創傷症　此症則以鋭利之器截斷之也然閉合眼瞼大抵一晝夜差不復成創痕也

其二刺破症　此症則流出水様液而角膜爲陷凹也然其創大抵一晝夜愈而水様液復充之也

其三打撲症　此症則毎成膿瘍而不速愈且成顯然瘡痕也

其四破裂症　此症則打撲傷或膿汁或水液聚滿於眼

中以致破裂也此症眼內諸液自創口而漏出成不治之盲也詳見膿眼症

其五兼虹彩或硝子液突出症　此症則妨角膜創之瘥也

治法　見蒲萄膜及硝子液突出症

角膜皺縮

此症則角膜致皺縮陷凹也

近因　此由脫失水樣液所發也

類證

其一外創症　此症則或截斷之或刺破之貫徹角膜以漏出水樣液也此症一晝夜自愈

其二角膜瘻瘡症　此症則由瘻瘡爲貫通所發也

治法　使治則以二小薄膜（豫按小膜謂菓實等内面之膚膜也）布貼其瘻口以防水様液之常漏去也本治則宜治其瘻瘡詳見角膜瘻瘡症

其三水様液不足症　此症則由老人熱病或峻下之後或逢氣候之酷乾燥等所發也

治法　用性良食餌而外施滋潤劑

其四死症　此症則水様液自角膜蒸散漏去其後無復新生來以致皺縮陷凹也是故死人角膜則爲皺縮暈暗因以此症爲死徵（豫云夫水様液者新陳常相交代而其陳者皆自角膜之腠理滲漉而出其新

者又更生来也然乎將死之時則唯蒸散而去無復新生来也

角膜膿疱

此症則生小膿疱於角膜外面也

類證

其一焮腫症　此症則由焮腫生膿疱也

治法　用金公水或膽礬水

其二酷厲液症　此症則酷厲諸惡液之所發而特多於痘毒侵入角膜者故每多小兒患之

治法　頻用下劑點乾燥水劑附録而宜從由痘毒發焮腫眼之治法而療之

角膜水疱

此症則發實水液之小疱於角膜外面也

類證

其一罨症　此症則不焮痛不膿腫之小疱而易消散也

治法　刺破其水疱而施乾燥水劑也

其二酷厲液症　此症則水疱周圍作焮赤腫痛也

治法　下劑為要而點乾燥水劑

角膜肉粒

此症則生軟赤小肉粒於角膜外面也

不路乙斯曰名工力鳩跕羅人名截斷此肉粒即硬癒肉

也又截斷之而有三新生者

近因　是為蒸發之水樣液留滯于角膜以致凝固也

類證

其一單症　此症則唯生肉粒於角膜而不兼他眼症也

治法　用峻腐石水劑或酪狀安的謨溺可以消除之

其二兼症　此症則角膜膿瘍或蒲萄腫等之所兼發也

治法　同前症

眼球病篇第七

眼球減耗

此症則眼球盈實之本質致瘦小減耗也

謂是眼球所實之諸液為消耗不足也

類證

其一、硝子液少為流泄症　此症則由創傷或內翳剔出所發也此隨經時日自當復治

其二、膿化消耗症　此症則硝子液化膿以消散也此為不治

其三、酷厲毒症　此症則由頭面疥癬致內攻其毒浸淫眼球所發也

治法　施打膿法於耳後可以催起其毒也

其四、眼內脂肪烊解消減症　此症則眼球深沒而目窠

爲陷凹也

治法　摩擦眼球可以衝動之

其五眼液漏泄症　此症則由眼球外傷膿瘍等致破裂眼内諸液悉漏去而全球縮約爲細小也此症可容儀眼也

牛眼

此症則全球大突起盈脹由此眼瞼不能合閉掩覆也

類證

其一焮腫症　此症則自重症焮腫眼所發也

治法　宜從重症焮腫眼之法

其二聚膿症　此症則由膿汁之聚滿球内所發也

治法　見膿眼症

其三衆血症　此症則由血液之衆満球内所發也故此症眼珠赤色而突起簾外也是自眼目暗傷或婦人經閉或難産或勉強極力等所發也

治法　頻行刺絡用下劑而外施冷水或金公水

其四病毒流移眼目症　此症則由熱病毒黴毒鷄瘤毒或乳汁溢満等所發也

不路乙斯曰更吐篭人名之説一少年自鷄瘤毒發剛膜水腫其大如鷄卵云

治法　從重症焮膧眼之法且用清血劑

其五癌毒症　此症則癌毒流移眼目以為腫脹也其瞳率如拳大而自眼窠突出也

治法　見眼球癌症

其六水腫症　此症則水液大聚于眼球也

治法　見眼目水腫症

其七角膜澎脹症　此症則角膜曇暗而為厚也由此眼瞼不能掩覆也

治法　見消膜蒲萄腫症

眼球突出

此症則眼球上下若左右突出延長或有低垂及類若然

其眼球之人皆不異于常也

類證

其一外傷症　此症則由打撲眼目極重眼球忽突出延長也若或令鑒神經弛延者即時成盲也

治法　即時納其眼球以復本位而後施退焮斂藥方且兼用冷水罨之及纏法則不翅眼球復位其瞳孔亦全復故其平愈出於意外也

不路乙斯曰名工究鴆列羅名人云以此法屢取平安之功

其二眼窠内腫瘍症　此症則由眼窠内生骨塊樣腫石

灰樣腫、水綿樣腫、脂樣腫、固結腫、膿腫、粘液瘤、餬瘤以上腫瘍共詳于瘍醫新書等、或眼窠内脂肪為硬結、因壓出眼球、令以延長所發也

治法 可施水銀劑及導泄劑、若其腫不消除者、可潰破之、或行截斷法、可以自眼窠取出之、其他無術

其三 眼筋麻痹症 此症則由眼球之直筋為麻痹不遂、斜筋為緊張所發也

治法 健神劑主之、穵羅潟蜍、其他用此類

其四 角膜潰挑腫症 此症則其腫勢甚者、有壓其下瞼以突垂至頰者也

治法　施酪狀安的謨溺詳見角膜蒲萄腫症

眼球癌

此症則生癌結於眼球也

近因　是癌毒之侵入眼膜也

類症

其一、尋常症　此症則眼目平全時眼球作發疼痛而後白膜生脈腫疼血充滿其細絡中患者因遂盲其後疼痛尤甚眼球全固結腫脹漸變為赤肉樣也

其二、水綿樣症　此症則其初發生贅肉樣腫瘍於角膜及白膜而漸漸蔓延眼球全腫脹疼痛亦甚而變水綿狀

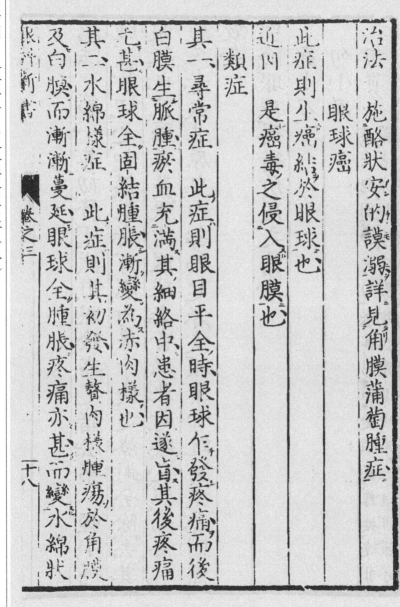

也。

治法　第一　其初發可試用眼瞼癌之諸法第二輕小癌腫可繋切之如無效者可以所舉于後之療術全除去其眼球也凡癌毒蔓張于眼球者皆以此術療之然癌毒既經久者或其原自內部而起者或眼窠骨既腐壞者則無效矣

剔除眼球療術所用之諸品

直小刀

勾小刀

勾剪刀　其尖鈍圓而少勾者其形如遮非羅撥按遮非羅者未詳唯內醫剔出療具中有勾遮非羅小

匕者形如剪刀形如小匕而謂之釆

曲鑷縧蠟者

綿撒糸為圖形者

按定巾

眼縛帶

患者坐居法

先使患者憑椅子以向睛明而傍人捉定其頭無以動之

醫師則向其前而立

第一、先以直小刀截廣其外背接合處凡二分許而令傍人撥舉上瞼至眼窠緣以露眼球也

第二自眼球與上瞼之間沿眼窠骨上緣截開其白膜可以離眼球所著上瞼處也

第三亦出下瞼亦如前沿眼窠骨下緣截開其白膜可以離眼球所著下瞼處也

第四以穿蠟絲曲鍼貫眼球前部可以其絲兩端自眼窠內牽出眼球也

第五離牽出眼球於前有脂肪諸筋自眼窠周圍繫著眼球不以離拔乃可以勾小刀或勾剪刀悉截離之

第六悉截斷其所繫著焉者以廣其周圍而以勾小刀或勾剪刀截斷鑒神經帶可以全取出其眼球也

第七以指搜眼窠孔内尚有硬塊觸手者則截去之可以淨刷焉

第八以綿撒糸填實孔内而置按定巾行縛帶焉三日間勿動之

第九塗穵羅蛤屋速人名香油附録於窠内脂肪令以生肉宜適内儀眼之宜也詳見膿眼症

眼球緊急

此症則運動眼目之諸筋為拘急攣縮也○此症可以其不能轉運眼球辨知之

類證

其一創傷症　此症則為施療術於內翳眼以鍼或小刀刺之時眼球乍緊急不以動也此由眼筋之為拘急所發而須臾復自退也

其二兼發症　此症則由體軀患熱病或痙病之波及眼目所發也

治法　可用各治其本病之方法

眼球瞤動

此症則眼目為抽掣瞤惕不以休也此症其為瞤動也上下左右無次序亦無間斷或虹彩亦俱為牽軟也

類證

其一恐怖症　此症則臨施手術於内翳眼所發也施術之際宜預諭患者以安焉若臨其時而發者必選停術則必自止也

其二砂塵入眼症　此症則取出其所入者則遄自止也

其三閉遏蒸發氣症　此症則感冒之所兼發也

治法　在治感冒

其四腸胃有汚物症　此症則由腸胃中有汚物或蛔蟲所發也

治法　有汚物者用下劑滌除之有蛔蟲者用殺蟲劑征之

其五兼發症　此症則搐搦病子宮病癇症或孕婦之所兼發也

治法　用鎮痙劑而宜各治其本病

剛膜創

此症則白膜或剛膜截斷之或刺傷之也

類證

其一截斷症　此症則由截斷剛膜卒然流泄硝子液也然此症令閉眼瞼施兩眼按定巾而行縛帶焉則不日當差

其二刺傷症　此症則由施手術於内翳眼誤刺剛膜之

類也然至漏泄硝子液者罕而每得速愈

其三硝子液兼突出症　此症則硝子液自其創處而突脹也

治法　見硝子液突出症

眼球脱失

此症則隻眼或雙眼共脱失也

類證

其一稟受症　此症則多是兩眼共缺脱也豫常見初生兒兩眼共缺脱者

其二損傷症　此症則由撞傷或潰瘍或眼球剔出等全

脱失眼球也

凡此類用儀眼隱蔽其不具之外更無佗倆儀眼則見嫌

眼症

眼目過多

此症則兩眼之外更有眼目也其人天稟之所令然有三

眼者有四眼者其尤奇異者胸戍有眼目也

蒲萄膜病篇第八 豫云蒲萄膜者即脈絡膜之前部而自角膜透徹以種々成間色同虹彩是因其所見名之也此篇或曰虹彩或曰蒲萄膜是同膜而非有二膜也

瞳孔濶大

此症則瞳孔散大以妨視力也然亦有不妨焉者凡此症

有居恒爲散大亦或有自見赫然光輝而發者亦或有自覺渺然曠遠而發者

類證

其一黑障症　此症則瞳孔濶大而兼黑障也此症非治其黑障則其濶大治者殆罕矣

其二頭腦水腫症　此症則由腦爲水腫所發也此爲不治

其三蛔蟲症　此症則由腸胃中有蟲疾所發也

治法　可用殺蟲劑及下劑

其四蒲萄膜與水晶囊爲生著症

治法　見蒲萄膜生著症

其五麻痺症　此症則蒲萄膜之緯纖維爲麻痺不遂也

此由體躬罹病或施麻[illegible]劑於眼目所發也

治法　空羅溺蛤閃光機及其他衝動劑宜用之

其六攣急症　此症則蒲萄膜之經纖維爲掣搐攣急不如常度括約也此由子宮病或有攣急病所發也

治法　鎮痙劑及健神劑可用之

其七衰弱症　此症則虹彩之纖維爲收束括約之精力致衰弱也此每多由自瞳孔取出其內翳大者因其孔爲廣所發也此症施治之後有不日治者或有經久爲常而

不治者

治法　勉見細小而有輝光者或視物形遠隔或極眼力凝矚諸物可以令瞳孔收小爲要也又穿黑紙小孔著諸眼目每日向明處可以闚視諸物也

其八平常自然症　此症則平常睡眠中或在暗處則爲散大或視諸物其物與眼近接而視焉則爲散大也

瞳孔收小

此症則瞳孔失常以致甚收小狹窄也此症在暗處亦尚爲收小由此患者視力乏弱而發晝視晚盲及其他眼症也

類證

其一拘急症　此症則蒲萄膜之緯纖維致拘急攣縮也

此由脾病攣急病子宮病等所發也

治法　用鎮痙劑

其二麻痺症　此症則蒲萄膜之經纖維致麻痺不遂也

此痱病或麻痺不遂症之所兼發也

治法　用衝動劑

其三焮腫症　此症則由蒲萄膜之為焮腫所發也譬如

自眼球內部焮腫或膿瘍或創傷等而發之類也

治法　施刺絡及用退焮劑詳見內部焮腫眼症

其四常慣症　此症則自久視細微者若所遠隔之物若赫乎有光者所發也此症每發于讀書或書寫或營微巧或日執顯微鏡等人也

治法　休視前所說起因之物又休在暗處而視物唯可視綠色籬垣也（豫云、和蘭之上凡植草木以為籬垣猶如我邦之樹垣也）

其五角膜陷凹症　此症則由水樣液之為不足所發也

治法　在增補水樣液詳見角膜皺縮症

其六稟受症　此症則生而瞳孔為收小也

治法　可攢截開蒲萄膜詳見瞳孔縮閉症

其七自然症　此症則視赫乎有光者若所遠隔之物則

自為收小也此症頃刻自治

瞳孔縮閉

此症則瞳孔全為收縮緊閉[illegible]生着也

此症瞳孔全不見焉而患者則覺如平常之人全閉眼瞼也

類證

其一稟受症　此症則生而無瞳孔也

治法　在新造瞳孔其法先横截角膜而於蒲桃膜之中瞳孔所當在而少近鼻處可以拉法乙葉名之小刀横造孔也然由無蒲萄膜所發者為不治也　豫按内[illegible][illegible]此[illegible]療具中有稱拉法[illegible][illegible]

之泚迷的咄首者此截角膜之
後開水晶囊之具也蓋與此同物

布路乙斯曰蘊亦齊亞名醫惡牒力屋逮名說云一婦
人三歲時由痘毒患焮腫眼右眼已膿壞矣左眼焮腫
退後黃白如厚膜者覆角膜上遂以成盲其父母以為
右眼則已膿壞矣不可以治也左眼則若用醫藥猶或
有治矣乃受治眼科可凡一年漸以其藥功少得見焉
其後至其幹事則僅得自辨焉然角膜中央尚有黃白
膜樣之覆焉而近外眥處纔為透明其婦後經二十年
於彼為透明之下底蒲桃膜之處別自生孔如小魚眼
許光輝乃從此入得以視焉又一農夫誤治焮腫眼後

兩眼俱生白點覆角膜中央遂成目盲此亦左眼於蒲
桃膜上部自生一小孔白點雖不退由此物形自其新
孔而透影得以視焉余由此按之角膜中央有不治之
病邪瞳孔致縮閉邪將暈暗水晶液固著瞳孔邪由此
爭成盲者皆以內翳鍼穿新孔於蒲桃膜則必當發明
得以視焉也

豫按於蒲桃膜別自生孔於理似可怪然人靈自然之良能可謂必無其理乎蓋西醫周尚窮理故每逢異症必發明異術也

其二瞳孔壅合症　此症則自蒲萄膜之發焮腫若潰瘍
或自水樣液及硝子液之為不足或自施手術於內翳之

後皆發此

治法　可如前症新截開瞳孔

其三角膜與虹彩離隔症　此症則由角膜輪圍之纖維為分離不能以護持虹彩而瞳孔全部或一方為牽縮也

治法　瞳孔由此雖反常變形不妨害其瞻視者則不用新造瞳孔也

其四兼症　此症則兼黑障内翳眼蒲挑膜附着或其他眼疾發之也諸兼症之中唯兼黑障者不能別明暗也何則唯為瞳孔縮閉者譬如闔眼瞼猶得別明暗也其兼黑障者絶無別之兼他諸症者則須熟察其瞳孔而辨知之

也

治法　先初治其兼症而後可療此症也

其五　瞳孔閉塞症　此症則由粘液膿塊血塊等之窒塞瞳孔所發也

治法　用適宜之劑不消除者先截開角膜而可以達非羅（人名）之小七取去其所壅塞者也（豫按內翳療具中有曰拉法乙葉之小七者當與此同物蓋達非羅是姓而拉法乙葉是名也夫）

蒲萄膜生著

此症則虹彩生著於角膜或水晶囊也

近因　由蒲萄膜為焮腫所發也

本因　此由角膜陷凹蒲桃膜突出内翳療術膿眼或天稟等所生者也

類證

其一、全附着症　此症則蒲桃膜與角膜全相附着也此類熟察其眼中可以知之此症由瞳孔為散大或收小或縮閉等其妨害瞻視亦各不一也

治法　可以小刀或消息子離角膜與蒲桃膜然既經久而盈生瘀物於角膜及蒲桃膜者則其術甚困難而危矣其未經久者先截開角膜而用如箆消息子入虹彩角膜之間可以徐離之然其難離者姑停療術可以漸離之勿

一擧離之

其一、各處附著症　此症則不全附著唯蒲桃膜一處為附著也即隨其所附著而瞳孔亦為種種異形且不如常為運動也

治法　如以內翳刀（是一方則鈍而一方則利者即見內翳眼療具中）剔出內翳之法刺于角膜入於前室其所附著處可以小刀背自其下方推離於上方也每由此術得以治焉

其二、前面附著症　此症則不唯蒲桃膜悉為突出水晶液亦俱突出而其囊固著角膜由此眼室（謂三液所充也）全為頹敗也此症雖離其所附著更無益矣

其四後面全生著症　此症則虹彩生著於箷晶緣及水晶囊也

其五後面各處生著症　此症則蒲桃膜之各處生著於水晶囊也

治法　先截角膜而用消息子端少勾者入蒲桃膜水晶囊之間可以徐離之

其六兼症　此症則黑障內翳眼瞳孔收小或縮閉等兼發之也

治法　先離蒲桃膜所生著而宜各從其兼症而治之

蒲萄膜突症

此症則蒲萄膜之被創傷若羅潰瀉致突𤸪也凡此症帶黑色小塊自角膜突出也但隨其所突出大小形狀而種種為之區別

不路乙斯曰厄勤西亞國之眼科依其所突出大小形狀各異其名其大其色如蠅頭者名之容惡泄欲畧木稍大如葡萄核者名之速谷歇乙羅首乙力疾速最大而突出瞼外者名之滅籠其硬結成𤸪様其狀如鐵釘頭者名之苛籠或名之蛤拉休速

類證

其八一　新突𤸪症　此症則虹彩由作角膜廣創為突𤸪也

治法　用細小消息子自角膜創入可以推納其突出而復本位或令闔眼瞼可以手指摩擦納之或可以明礬水點其突出上凡作廣創於角膜則損害蒲萄膜者多

其二　經久症　此症則蒲萄膜由創傷若潰瘍為突垂既已經久而其硬結成脈様也此類不能以手術納之也

治法　或隔日或三日一回可以酪狀安的謨溺金上其突出處也此症雖有截斷之緊切之之法多是無益也

蒲萄膜創

此症則蒲萄膜被創傷也

類證

其一、横創症　此症則由施内翳手術誤創傷之而其創不再如故瘥故其瞳孔亦為異形也

其二、竪創症　此症則由截開瞳孔縮閉症或其他事被創傷也此症大抵一晝夜自愈

瞳孔變形

此症則變瞳孔圓形之常而為異形也

類證

其一、橢形症　此症則大抵出於天禀自然也然不妨其瞻視亦不異乎平常也此為不治

其二、下方廣症　此症則由為施内翳手術强牽其蒲桃

膜所發也此症二三日自當差

其三毀損及破裂症　此症則自剔出内翳之後或創傷蒲桃膜或發焮腫之後所發也此為不治

瞳孔異常　豫云此症與前症如區別不分明雖然前症唯擧瞳形之異于常此症則不唯擧瞳形之異于常凡擧瞳孔之異乎常也

此症則瞳孔異乎常也

類證

其一蒲萄膜横創症　此症則如於前蒲桃膜創傷症所說也

其二角膜與蒲桃膜為離隔症　此症則蒲桃膜與角膜

周圍一處或各處有所離隔也此自頭部或眼目打撲傷或膿眼或蒲桃膜焮腫等之後所發也又未有他病卧患者亦不自覺其所以發而瞳孔全縮閉或收小而有蒲桃膜周圍一處或各處有所離隔者此等之症全為不治

瞳孔不定

此症則瞳孔時時若平日或散大或收小而開縮不定也

近因　此由蒲桃膜之經緯二纖維或為牽縮或為弛緩所發也

治法　宜從眼球瞤動症之法而療之

瞳孔不動

此症則瞳孔在暗處而不收小在明處亦不濶大居恒不為開縮也

近因　此由蒲挑膜之經緯二纖維致痲痺不遂所發也

類證

其、兼黑障症

治法　用窒羅溺蛤及其他衝動劑然黒障則非此治之所能也

其二因他眼疾症　此症則由瞳孔生著或收小縮閉等所發也

治法　宜各操之病因以治其瞳孔病也

其三 自然症 此症則不有顯然病因而自然所發也故多是不可辨知焉

治法 宜羅溺蛤灌劑下劑白頭翁煎熬等宜用之又可以轉弗忙名鎮痛液附錄塗擦其眉上也

眼科新書卷之三 終

眼科新書卷之四

目錄

硝子液突出

眼科新書卷之四

日本若州醫員　江都杉田豫立卿　譯述

水樣液病篇第九

水腫眼

此症則眼球由水樣液或硝子液之為溢滿致腫脹也

近因　此水液之夥生於前室後室也（豫按前室謂水樣液所充後室謂硝子液所充也他皆效之）

本因　考究此症未得分明凡發此病者多是不治而成盲也

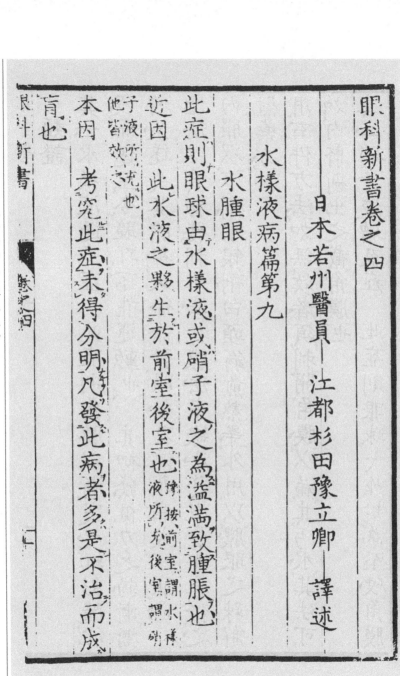

類證

其一水様液過多症　此症則角膜以漸突起虹彩隨沈没而遂至令瞳孔不能運動也其初發視力乏弱漸漸增長遂失其瞻視又徐徐發眼痛及偏頭痛或不寐也

治法　其初發刺絡法打膿法串線法發泡膏等撰行之内服以下劑水銀劑白頭翁煎熬等外用以膿眼之疎解熨藥方

用右件方法如無效者須刺開角膜以漏其汚水其法可如内翳剔出之截角膜也

其二硝子液增盈症　此症則眼球大進起為堅硬角膜

因緊急突起虹彩亦突起近於角膜如附著而瞳孔散大眼目疼痛漸漸增劇發扁頭痛為斜視眼遂至以喪明也

治法　用前件方法若無效者宜須截開角膜以導泄水晶液或硝子液之一部分也

其三併症　此症則水樣液硝子液共齊為增盈也

治法　同前症如無效者須剔出去其眼球此以必不治之症故也

膿眼

此症則膿汁之聚於前室也然或有在後室者或有兩室共兼者

近因　此由蒲桃膜欲腫或角膜膿瘍及潰瘍後膿汁溢滿眼內所發也

症候　白色為流動之液聚于前室半部或充滿全部由此虹彩半部若全部見隱蔽而不見焉依其膿之多寡妨害其瞻視亦有多寡也

變化　此症種種有變其膿或有分利自退者或有自角膜氣孔滲泄而出者或有久聚滿眼室而穿透浸蝕角膜以流出者或有其稠膿化如厚膜而附著固結于水晶囊為所謂假翳者或有膿塊為凸形繫著瞳孔以失視神者

類證

眼科新書　巻之四　三

其一、焮腫症　此症則謂由眼目内部曾罹焮腫所發也此尤悪症故消散者少多是變他眼疾也

治法　可施消散膿之方法若無效者須截開角膜以泄去其膿也所謂消散方則刺絡法下劑或疎解慰熨藥亦卽錦葵葉煎湯加龍腦酒數滴或主腦藥酒灌劑或林檎餬劑等也

截開角膜之法須如内翳術之截角膜也截之而數日之間勿瘥其創口此以其膿不一舉出盡而隨其膿之稠稀以漸流出故也

其二、病毒侵入眼目症　此症則非前患焮腫眼一旦暴

赤發熱也此症大抵用前症方法則可容易消散或有其膿自角膜氣孔滲泄而出去者也

其三定時發作症

治法　下劑及導泄劑或解熱皮用之

其四黴毒症　此症則由閉澁淋疾所發也

治法　宜從由黴毒症淋疾所發劇症焮腫眼之治法而療之

其五球内悉腐敗變膿症　此症則須截破角膜以泄去其膿而容儀眼其他無術矣

蓋儀眼者以硝子或黃金造眼目納諸眼瞼之間以補蔽

其不具之具也

可容儀眼症

第一由癌毒剔出眼球症或中銃丸失眼球症

第二角膜或剛膜被創傷眼中諸液因悉脱去症

第三角膜全曇暗不透徹症即如經久角膜蒲桃腫症者也

第四由膿眼眼目水腫硝子液烊解等致毀敗之症

須用意法

凡眼球有焮腫若膿瘍之間勿容儀眼可待其全治而容之

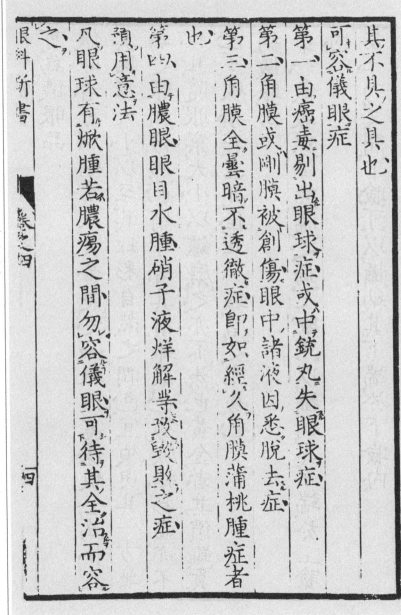

可為儀眼品

儀眼者可以硝子或黃金製之而眼形畫像鍍金為佳自其圓形大小以至其虹彩自然之潤色宜須與其一方無病之眼相彷彿也硝子者其價雖廉也易破損彩畫亦不佳且隨眼窠大小以鑪磨之亦不易也黃金者其價雖貴也不破損彩畫亦佳且以鑪磨之亦易也

納儀眼法

第一儀眼以津唾濡之揭上瞼可以攝納其上端於上瞼內

第二乃又開下瞼可以攝納其下端於下瞼內

雖容儀眼不充實於窠内少有陷没處者烊蠟塡充其窠面可以令固住也其内之而未經日之間或有動而難定者

血眼

此症則血液之溢留於眼室也

症候　其眼室見赤色也而其所溢留之血稠厚者則眼盲也

類證

其一外傷症　此症則由打撲眼目或剔出内翳以毀傷虹彩所發也

治法　刺絡法導泄劑踈解熨藥方等可施之用右方法

其血不退而遮過其瞳孔者宜截角膜以出去其血也詳

見瞳孔縮閉症

其二　自已發症　此症則由咳嗽嘔吐劇症或臨産痛甚

所發也

治法　同前症

乳眼

此症則乳汁或其他白色之液聚于眼室也

症候　白色為流動之液見于眼室也

類證

其一乳汁侵入眼目症　此症則發下産婦也

治法　導泄劑及疎解熨藥方可施之

其二下墜乳汁翳症　此症則由以鍼刺破乳汁翳囊自其囊內所流出之白液混入水樣液所發也

治法　可施前症方法或又有自然消散者也

水樣液渾濁

此症則水樣液之致濁暗不透明也

類證

其一粘液樣症　此症則由水樣液之為粘稠所發也

治法　可施疎解熨藥方

其二角膜瘻瘡或潰瘍症　此症則由其膿滴入于水樣液中所發也

治法　在治其瘻瘡或潰瘍詳見角膜瘻瘡及潰瘍症

其三内翳流出水樣液中症　此症則發于施内翳手術過少時之後或發于剔出乾酥樣之内翳其碎片尚殘在其後也

治法　積時日不自消散者導泄劑及疎解熨藥方可用之若不效者宜截角膜以泄去其汚液也

水樣液漏泄

此症則水樣液由角膜創傷或瘻瘡爲流泄也

類證

其一創傷症　此症則以內翳手術截角膜之後二三日間自其創口流泄水樣液也然此症二三日自止此其角膜創自瘥故也或其流泄有經時日尚不止者此其創口由虹彩或硝子液為突出不能瘥合故也

治法　唯角膜創為流泄症則其創口自然愈而水樣液再蓄聚然其創口由虹彩或蒲桃膜為突出不能瘥者則宜治其突出詳見蒲桃膜及硝子液突出症

其二角膜瘻症

治法　便法則以一小膜固著其瘻孔可以止其流泄也

本法則在全治其瘻瘡詳見角膜瘻症

水晶液病篇第十

內翳眼　豫按此症漢人凡稱內障依其形症謾分其名即審視瑤函所謂閃澁浮沈氷滑散橫偃月棗花水晶魚鱗聚開驚振諸翳黑水凝翳白翳黃心等也若其病因或為肝腎受傷或為三焦不順而未詳某症在何部位某病發何因謂其終始何如之理也或又名瞳神反背其珠斜翻倒轉白向外而黑向內也實為傅會之說我邦亦自古為眼內有膿而施手術以其水樣液之漏泄為膿之外出或以因手術發嘔吐為膿之下咽喉而有僥倖而治者或雖有不治者未嘗研窮其理也此內無知內景之實測也蓋於和蘭之說則內翳者為水晶液或水晶囊之病即其所對瞳孔一部分內種種之病肉為曇暗不透明遂成筒瘢物而不能照映諸物形以微細膜因成眼盲也然其全質不曇暗故其瞳孔開闔尚得分辨明暗也是故以手術

除夫其水晶液或囊之曇暗一部分則以其餘之透明質得映諸物形以微細瞭視力復故也

此篇凡曰內翳者非別自他物其原因皆是自水晶液或囊所發也

此症則由水晶液或水晶囊之致曇暗不透明成眼盲也

內翳區別分為八等即所在軟硬色體大小全熟不熟新舊單兼起原是也

所在區別

其一水晶液翳　此症則水晶液自己致不透明也此症每多

其二水晶囊翳　此症則一名膜翳是水晶囊之前面或後面致不透明也

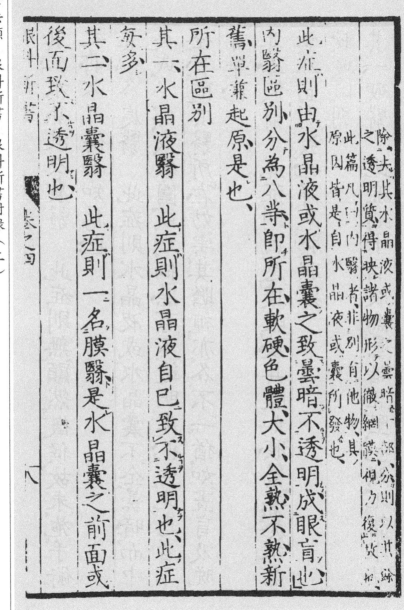

其三水晶液及囊翳　此症則無顯然徵候故未施手術之術不可得而知焉也

其四各處翳　此症則水晶液或水晶囊不全曇暗而中央或半部或緣圍或如細點有不透明處也由此患者不全盲隨其翳所在妨害其瞻視亦各不一猶如晝盲及晚盲等也

其五假翳　此症則由患膿眼後其膿如膜繫著於水晶囊外面所發也詳見膿眼症

軟硬區別

其一硬翳　此症則水晶液為曇暗且堅也然比諸水晶

液自然質則稍堅也其大堅硬者甚罕也其翳如節或灰化石者尤其罕者也此症徵候瞳孔為收小且不易運動而其翳與葡桃膜離隔而見焉

其二軟翳　此症則一名酥樣翳道水晶液其軟如酥者也此症施手術則其翳易碎

其三流動及乳汁翳　此症則水晶液變白液或如乳汁或如膿也此症與前之軟翳自為區別此症之候第一瞳孔為散大且受光輝不急收縮以漸收小然無兼黑障之候第二其翳大帶瞳孔甚開大水晶液之縁自外而見焉第三其翳於通葡桃膜然無為生著之候

其四流動及固硬翳　此症則內翳之緣鬪如乳汁或如
酥而其中央為固硬也
其五匣樣翳　此症則為剔出內翳誤令水晶液悉流出
因水晶囊為空虛如水泡而突出而其囊有為曇暗者有
透明者
色體區別
其一灰色翳　此症則其色如真珠也
其二白色翳　此症則其色如乳汁也此翳軟者多又白
色光澤搽此名銀色翳
其三綠色翳　此症則甚罕也

其四黄色翳　此症則尤罕也

其五黒色翳　此症則其色如鐵也蓋此篇名黒障者與此黒色翳為別不可混同故以區別此兩症之見微示于左第一黒色翳平常瞳孔而其黒彩為墨濁此諸平常則必帶白色也黒障則純黒無與平常異矣第二黒障諸物象影映于瞳孔也又黒色翳濁而無寫映照第二黒障無別明暗全成盲也黒色翳非兼黒障者不至乎斯也

其六雜色翳　此症則成間色也

其七線條翳　此症則宛如星之光芒也故一名星樣翳其色及軟硬非剖出眼翳之後不可得而知焉

大小區别

其一、大瞖　此症則其大亘平常自然之水晶液也。是即如前所謂軟瞖也。

其二、小瞖　此症則比之於水晶液自然之大則稍小者也。此症都多于硬瞖。

全熟不熟區别

其一、全熟瞖　此症則内瞖全熟成悉為曇濁少無透明處而患者唯别明暗而已。殆成盲也。

其二、不熟症　此症則尚未悉為曇濁少有透明處而患者尚得纔辨别物色形象也。然是一二年間全致熟成也。

新舊區別

其一、新翳　此症則其初發而未經久者也

其二、舊翳　此症則其既經多年者也

其三、再發翳　此症則既以内翳術治之後復致再發也
此症施下墜法而再發者其翳復再升于水晶液中也又
施剔出法而再發者此由水晶囊後面為曇暗所發也

單區別

其一、單翳　此症則體躯無他疾病眼目亦無他疾患特
唯生内翳也

其二、兼黑障翳　此症則有内翳而瞳孔為散大且不運

動患者全成眼盲至以不得別明暗也此症前是數數有覩如火暉及光芒者則當知是其翳尚未固附著亦未甚大也

其三兼硝子液烊解或曇暗翳　此症則行療術之後可得而知焉也

其四兼瞳孔縮小翳　此症則見瞳孔可以知之

其五兼生著翳　此症則固生著於蒲桃膜或硝子液或水晶囊也其翳生著於蒲桃膜之候第一近接瞳孔處墨暗不透明也第二患者全無觸知睛光也第三瞳孔為斜或全不運動或偏為運動而不齊一也生著於水晶囊之

候則施劚出法截開水晶囊後雖瞳孔為濶大其翳不出去又雖壓其眼球不出也其翳生著於硝子液之候則入鍼於內翳雖以下墜之舉鍼隨復自上也故此翳名之卷鐵翳（卷鋏者即自鳴鐘之機以卷鐵所造也而牽之則伸放之則忽復自卷縮者也喻之內翳之雖下墜之舉針隨復自上也）

其六兼水晶液膶動翳　此症則一名搖動翳何則以指揮撥其眼目則其翳為搖動也

有[illegible]區別

其一自己翳　此症則特起原於水晶液非由他病所發也

其二　尋常翳　此症則由其體躯有病毒所發也是即因黴瘡毒黴毒冒寒傷冷毒壞血病毒膿瘍毒及其他病毒酷厲液等侵入眼目所發也

其三　先天翳　此症則發于天禀自然也

其四　遺毒翳　此症則由其父母有病毒其子受之遂以成内翳之原因也

又有自其水晶液之細絡纖維天稟脆弱異乎常而發者也

近因　此由水晶液或水晶囊之細絡纖維若閉塞若充脹以生不透明之液所發也大抵水晶液為堅硬者少而

柔軟如酥者多
尤因第一由水晶囊或水晶液之焮腫不消散遂生肉翳也○第二自痛風毒冒寒傷冷毒關節痛毒黴毒鶴瘤毒頭瘡毒疥癬毒熱病毒頑癬毒或乾癬經久潰瘍等而發也○第三自過飲燒酒而發又每多發于縱酒之人也○第四有自眼目受猛水（強水者製劑之名）蒸氣以令水晶液凝固而發者○第五有自打撲震動頭腦而發者○第六有自眼目創傷而發者○第七有由撞傷眼目以令其水晶液細絡為轉換及衰弱發者○第八有由久注視細微或有光曜者發者是每多于事書寫或彫鏤銅版之人也、

第九有自久視太陽光燿或烈火而發者〇第十有由先天遺毒生而有此病者〇第十一有由高年老衰發者〇第十二設左眼患内翳則一二年間必傳右眼故内翳家多是兩眼也〇第十三有自眼目火傷而發者此水晶液由火熱為曇暗也此理視煑魚之眼可以知已

症候

内翳之初發也其視物如煙霧之遮障其瞳孔光澤黒色如常而少帶白色也其全成眼盲者其瞳孔為純亭白色或灰色便是内翳全熟成之候也

看法

凡内翳者荏苒自若不速治之病也由此患者大失意焉且不施手術則生涯不除矣其初發患一眼時不早除去之則一二年間必傳患兩眼也

治法有三法第一以藥劑第二以下墜法第三以剔出法是也然以藥劑得治者幾希矣

不路乙斯曰刧列薊羅人名治内翳眼及黑障用左之散劑

第一方 槐膠附録 龍腦各八厘三毛 水糖五分

甘汞丹一分六厘 解熱皮一錢

右各別研為末合匀分為二十劑

第二方　甘汞丹一錢　龍腦　槐膠各一分六厘

冰糖二錢　解熱皮一錢　丁子油二滴附錄

右各別研為末合勻分為二十劑

第三方　甘汞丹二錢　龍腦　槐膠各一分六厘

冰糖二錢　解熱皮　藜蘆根各一分六厘

蛤雅抪的油五滴附錄

右各別研為末合勻分為二十劑

第四方　甘汞丹一錢　龍腦　槐膠各三分

冰糖一錢五分　藜蘆根　解熱皮各一錢

骨屋力拉拌油五滴附錄

右各別研為末合匀分為二十劑
以右件散劑為嗜藥以嗅入鼻中蓋施此四方先初
施第一方次施第二方又次施第三方及第四方但
自一至三之方每朝可嗅之第四方則旦且夕可嗅
之
此症於其初發内服則烏頭白頭翁莨菪煎熬(附録)加甘汞
丹及鼠婦(附録)外用則施打膿法及發泡膏於項又以硇砂
精蒸氣熏眼目又内服劑宜從其病因而別之乃自黴毒
來者用水銀劑自鵝瘍毒來者用解熱皮悉吉烏他自痛
風毒來者烏頭濃煎加安的謨瀰用之

凡内翳者不施藥劑及手術而自然得消散者幾希矣設令雖消散乎必復再發焉

術之於内翳剔出法挍諸下墜法則下墜法的實而無小

且其術易行然動其翳如故復升見焉又剔出法雖能除其翳施術之後動有喪明者

下墜内翳法

此術者移内翳於瞳孔下部以下墜之也

療術之起由

此法者往古名哲刃列内速人名創草焉爾來一千七百四十五年我朝延享二年也専行于世其后拂郎斯國良工外科達

非羅人名初發明剔出內翳之法而專行之由此下墜法不行于世茲名工撥吐人名今復專行之由此下墜法復再行于世也

施術鑒法

凡諸般內翳皆用下墜法雖良也兼黑障或硝子液曇暗若烊解者下墜法剔出法共皆無益矣

不路乙斯曰醫家當須前知焉其患者不能辨別明暗之處者雖施治術乎無益矣何則此其內翳甚大乎或全附著蒲桃膜故也

行療術時節

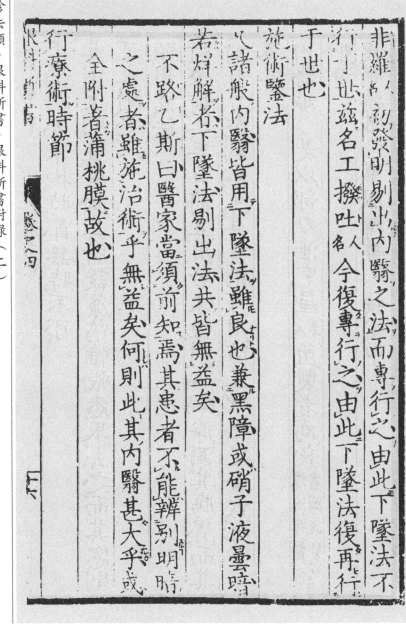

下墜法者不拘時節無時不可

其室宜明且廣濶其所設簾箔帷帳悉取去之而其窓則可密閉之

預用意法

行療術二三日前宜用苦味鹽劑（焇硝之類）淨滌其腸胃而其前日可施刺絡至其日則可用防止焮熱之食飲也

療具

內翳鍼　是以部力泄空屋名人所製者為良（據依瘍醫所書圖說製之）今用之

複眼縛帶　單眼縛帶　按定巾

患者坐居法

先令患者居椅子上要令氣光自眼目傍側而映照也

醫師坐居法

醫師設坐高於患者即令患者頭顱當醫師之胸而少仰也醫師乃適宜以近患者

介者坐居法

介者立于患者之後以一手按患者之額以一手持其顋使其頭於後令以倚我胸而固捉定之

行術法

今夫有療左眼内翳則其法如左

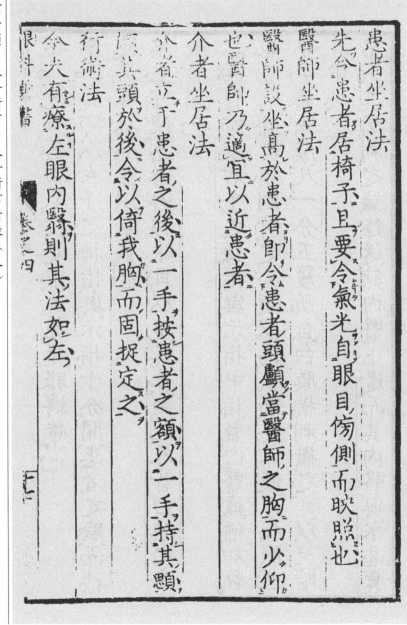

第一先置其治眼按定巾且施單眼縛帶也

第二醫師以左手之拇指與示指十分開患者之瞼而按定其眼球令無以動搖也

第三可使患者轉移眼目以視其鼻由此外眥白膜之處致廣濶也

第四醫師以右手之拇指與示指中指執内翳鍼猶如執筆而其餘二指則倚之於頰以為扶助要不使手指戰也

第五離角膜凡一分五釐所自白膜横刺徹之可以至瞳孔中也

第六其所刺之鍼鋒送諸内翳上邊而其内翳與水晶囊

俱推下諸朣孔下部即少向硝子液推下諸眼底而以鍼壓伏其翳少焉則其翳乃下墜而定

第七而後以鍼舉之其翳不隨升者則其能下墜而定者也其療功於是乎成矣乃可拔去其鍼也又其翳隨鍼復再升者可復隨再下之其數者可復隨數下之

第八施此術後未幾視諸物以勞眼目則甚有害焉由此動其所下墜之翳復再升且發焮腫也

繃縛法

如前施術後直以金公水或微温酒沾按定巾貼之或貼林檎餬劑且施復眼縛帶其施之時宜注意令不少有壓

處盖施兩眼縛帶者此爲令其一方眼亦無運動也

攝養法

第一行療術施縛法後八日之間宜須令患者著頭高枕仰臥牀褥也

第二須令患者慎咳嗽嘔吐咲呼噴嚏高聲言語等又勿令頭顱低垂低垂則內翳復再升也

第三施療術過一二時之後宜行刺絡法也

第四施療術之夜宜菓液劑（附録）加焇硝及罌粟苞煉與之又可施緩和灌腸法也

第五八日或十日之間可日日換縛帶及按定巾又施縛帶

時、要不令光耀入目可以帳幌類屏障之
第六療術前後可用防止焮煄之食飲也
第七施療術過十日後退眼縛帶而以綠絹布自額掩眼
二三日間處暗室可以保護焉而后絹布亦取去之漸徐
逍遥暗處爾後起居飲食亦可以漸復常也
内翳之症其類寔多故治法亦有區別即如左
第一乳汁様翳　此症則以鍼下墜之時若刺破水晶嚢
則即時乳汁様液流泄于水様液中而其水様液忽為渾
濁以帶白色其瞳孔及鍼鋒乃不透徹而見焉然此渾濁
數日間自當消散若不消散者須截開角膜以泄除其所

渾濁之水樣液也

第二酥樣翳　此症則施下墜法後其翳之碎片尚致殘留或流出于水樣液中也其致殘留者宜如前下墜之其流出于水樣液中者當經時日自消除

第三生著蒲桃膜翳　此症則以鍼行下墜則蒲桃膜之下部致皺縮而其上部則與翳俱見牽下於下也以此其為生著可知矣此症以鍼之背壓蒲桃膜於前部可以離其翳若如此而不離者可止此療術強離之則有其虹彩與角膜緣共全離者也

第四生著水晶囊翳　此症則可與水晶囊俱推下之

第五水晶囊後面連硝子液包生著翳　此症則雖施下墜法直復升也此症三度若六度宜强下之如無功者入鋭鍼於硝子液與内翳之間而截離之可以下墜之

第六水晶囊前面曇暗翳　此症則其内翳雖下墜之瞳孔之曇暗尚不去乃又雖入鍼於水晶液中其鍼不自瞳孔透徹而見焉者即是水晶囊前面為曇暗可以知也此症可以鍼刺破其水晶囊前面彼此數處而下墜之然若以鍼刺破水晶囊則其囊之曇暗者不下墜而有唯水晶液為下墜也宜用意焉

第七水晶囊後面曇暗翳　此症則以鍼下墜之而在瞳

孔之翳雖去其瞳孔底為曇暗之膜尚見焉此症可以鍼判破水晶囊而下墜之於下邊也

第八稟受自然翳　此症則由天稟所發也可以鍼下墜之

第九兼體軀病毒翳　此症則鵝瘤毒其他病毒之所兼發也施下墜法後行打膿法等而宜久服緩和其病毒酷厲液之藥劑由此防其翳之再升或新生也

第十再發翳　此症則以下墜法治之後經若數時若數日若數月若數年而復再升見焉以成眼盲也此症有自然而下者若不下者又須再行下墜法或剔出法

論内施下墜法或有起發之諸症

第一白膜血點　此症則白膜刺鍼之處或有生血點也

此非重症可以水眼藥劑消除之

第二血眼　此症則由血液溢泄於前室水樣液全為血赤色也此重於前症然行刺絡法及施主腦藥熨方卽消除矣

第三眼目焮腫　此症則由取出内翳所發者多而由行下墜法所發者少此症刺絡法或苦味下利鹽或主腦藥酒灌劑或金公水或林檎餬劑或芫菁膏等宜撰用之

第四水樣液流出　此症則不足恐也何則一二日間而

如故再盈生故也

第五嘔吐　此症則施術後或至其夜所發也而大抵遂自休止然為惡徵何則其所下墜之翳多由其嘔吐復再升故也故下墜之後宜速以鎮吐劑（附錄）及止痛液（附錄）加巴旦杏油（附錄）與服之

第六內翳突出　此症則自瞳孔出前室也宜截開角膜以取出其內翳也

第七瞳孔收小或縮閉　此症則由蒲桃膜為焮腫或毀傷所發也治法見瞳孔收小及縮閉症

第八蒲桃膜毀傷　此症則虹彩之被縱創也此症防止

燉腫則無危矣

第九膿眼　此症則毎由行下墜法後蒲桃膜為燉腫所發也此為悪徴何則自此多致瞳孔縮閉以成盲故也

第十近視及視力乏弱　此症則施治術後動為視力之弱也此以水晶液之離故也（篠按此水晶液與蒲桃膜之間為相離隔也）故宜用兩面凸圓之眼鏡其鏡為氣光尖四五寸者為佳

内翳剔出法

此法者截角膜以取出其内翳也

諸般内翳雖皆可行剔出法然於其兼黒障及硝子液墨暗若烊解者無功矣此不可不前知也

不可施剔出法之症　此症則屢患焮腫眼或偏頭痛者或有血液酷厲毒者或其天禀神經甚易觸知者或内翳固附著於瞳膜或硝子液者等也

剔出法難行而宜下墜法之諸症

第一眼球瞤動或眼瞼瞬動者

第二眼窠深窈而眼球陷沒者

第三角膜臨平者是如遠視眼等

第四小兒頭及眼目未能擬定静止之者

可行剔出法之時候

蓋剔出法四時雖共可然夏冬為可但其室煖凉當要適

其宜也春秋於人身多萠病之時也於其行術未易決矣

居室及預用意之諸法凡如前之下墜法所説也

療具

第一斑葉羅屋咄附力剪羅吐人名之速必速豫按斑葉羅屋咄者以鐵所造之縫衣指揩也速必速者謂鍼之類也此兩具未詳其用法

第二内翳刀力鴆的羅新製者

第三少勾泄乙速的咄背拉法乙葉新製者豫按瞳孔縮閉症新案瞳孔用拉法乙葉之小刀蓋泄乙速的咄首亦當小刀之類

第四匱鍼力鴆的羅新製者是入水晶囊内而攪動其内翳以緩解之所用也

第五勾小匙　拉法乙葉新製者
第六眼瞼刀　達非羅新製者是廣角膜創之所用也
第七離所生著於蒲桃膜之内翳之具
第八繃帶　備眼縛帶單複兩品并按定巾
患者坐居法
先處患者於椅子而可要自其眼目傷側令受睛光也
醫師坐居法
醫師設坐高於患者由此患者之頭向醫師之胸而仰也
醫師乃適宜以近患者是截角膜時高舉手或遠伸手以
用鍼則不便故也

介者坐居法

一人則持諸療具一人則居患者之後以一手揭舉患者上瞼以一手拄其顋傾其頭於後令以倚我胸而捉定之也

行術法

第一、今夫有左眼内翳療之先置其右眼按定巾且施單縛帶也

第二、醫師以左手示指開患者下瞼可以如自内眥少推眼球也

第三、以右手執小刀猶如執筆以其餘指當患者之頰及

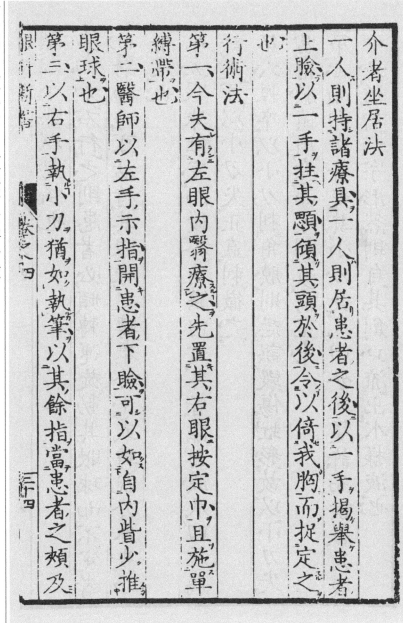

顳顬分無以動搖也
第四如右行之則患者必頻轉運旋動其眼球而不定者也醫師乃可姑待其眼球之轉舉於上或轉視於外眥而能定也
第五眼球能定而後於角膜内近外眥離白膜凡四厘弱許處可以小刀尖正直刺徹之
第六輕卒以小刀刺角膜則恐誤毀傷虹彩故以小刀尖當角膜慎用意而可刺致前室中
第七而向内眥進其小刃長凡四分五釐許而横截角膜中央猶如一字形然則自其創口流出水樣液也

第八納其針以泄之使的出首（原具名見下）自瞳孔刺致水晶囊屢進退其尖以貫之而可拔去之

第九由此內翳自出或輕拔眼球以出之

第十又一則截角膜後以匾鍼（嗎的羅新製都）刺致水晶液中央而舉水晶液及水晶囊乃用意屢動之於左右而後旋明其納可以拔去之於是內翳與其囊俱出或由輕拔眼球出或以鉤小匙（達非羅新製者像按內翳療具中有按法之葉新製之鉤小匙此曰達非羅新製之鉤小匙蓋達非羅是姓而按法之葉是名也夫）出之

第十一內翳外出後其碎片殘在者以鉤小匙悉清除之而後可施眼繃帶其餘處患者凡如下條法所說也

[illegible]乙斯曰近名工力鳩跕羅以此術治由水晶囊爲

曇暗所發之内翳云

論由内瞖各異其症療術亦各有區別

第一乳汁様翳　此症則其流出乳汁様之液後包其液

之囊不能全取去之故其所殘在之空囊可以鍼尖或泄

乙逑的幽首（療具名見上）截去之

第二酥様翳　此症則剔出其翳之後其所包之空囊可

如前條截去之

第三附著蒲挑膜翳　此症則以尖勾消息于入蒲挑膜

與翳之間可以劙之

第四固附着水晶嚢翳　此症則以力鳩的羅人名之鍼截離翳與水晶嚢可以出之

第五附著硝子液翳　此症則可以力鳩的羅之鍼截之若不離者開硝子包唯内翳可推出之

第六附著水晶嚢後面翳　此症則可離翳與水晶嚢然其術不能行者其所残之曇暗嚢數數截斷之可以離之

第七再發翳　此症則行剔出法之次日有再發翳者此由其所残之嚢為焮腫所發也大抵施退焮劑則一二日當消散若不消散者刺絡法金公水或貼芫菁膏於顳顬及苦味下利鹽可用之然依此焮腫其所残之嚢久為曇

瞖者即但於前之治內翳藥劑中撰取之以此尚不退者
須用行剔出法以取去其為曇暗之膜也

第八兼瞳孔縮小翳　此症則於行療術時瞳孔縮小而
不動開又既截角膜後暗其居室而尚不開也若症醫師
少焉待而尚不開者乃施療術勿以恐憚焉

論臨施剔出法或有起發之諸症

第一截角膜時截入角膜下低症　此症則斜小刀故也
即拔之可再復正直截之

第二角膜創口甚狹小症　此症則不半分截角膜則內
翳固繫其創口也即可以直剪刀截廣之但動輒有以剪

刀火毀傷他處作醜瘢宜用意焉

第三截角膜以致皺縮陷没症　此症則由截角膜之中水樣液早流出或用鈍刀或截後轉運眼目或介著綫離保上瞼之手或截術中壓眼球等所發也此症動損害虹彩故醫師宜止療術經一二日復行之或以其尖鈍圓直剪刀十分廣其創口可以施療術也

第四損害虹彩症　此症則視其瞳孔及血之流出可以知之

第五虹彩突出症　此症則由行術中從側推之或眼球之爲拘攣所發也治法見虹彩突出症

第六硝子液流出症　此症則由壓眼球或眼球筋爲攣急所發也然少流出者無害焉眼目却當得明也治法見硝子液流出症

第七水晶液突出症　此症則由少截角膜未及水晶囊之前壓眼球或眼球筋爲攣急所暴發也此症動有虹彩及硝子液亦共突出甚可恐矣

第八噴嚏症　此症則既截角膜後所發者爲甚危何則由此出血或虹彩硝子液突出於此時宜須速以綿布或手按之以支防之

第九兼黑障症　此症則剔出內翳之後瞳孔黑色純潔

而無他翳然患者尚全盲不得見也此症雖施治術無益矣

第十兼硝子液烊解症　此症則剔出内翳之後所烊解之硝子液流出而患者成眼盲也

第十一兼緑眼或硝子液曇暗症　此症則剔出内翳之後為曇暗之硝子液突出而患者尚成盲也

第十二為瞳孔収小症　此症則如常瞳孔於截角膜後甚為収小以妨於開水晶囊剔出内翳也此症暗其居室可以待其開也

論行濟術後或有起發之諸症

第一、創口不瘥症　此症則行術之後二三日而自然瘥合者也。然經四五日尚不瘥者須知是惡液多症或虹彩炎硝子液之突出故也

第二、創痕症　此症則以利刀截角膜則不成創痕然若其部催膿則每成創痕也

第三、眼目焮腫症　此症則行術之後經七八日而發焮腫或熱也。此症以刺絡法或苦味下利鹽或貼芫菁膏於項及顳顬等得治者多或又焮腫荏苒及數月不治者宜從焮腫眼荏苒持久症之治而療之

第四、水樣液流出症　此症則有施療術二三日後而發

是涌桃膜或硝子液撲著創中之候也

第五　硝子液突出症　此症則有施療術經一二日而發是眼球筋之為攣急也此症以阿片劑治之即見硝子液突出症

第六　虹彩突出症　此症則由眼球筋之為攣急所發也大抵是施療術而一二時或一二日後而發者也即見涌桃膜突出症

第七　瞳孔異形症　此症則施剔出法之後或有發焉也

第八　瞳孔破裂症　此症則瞳孔横裂為溝也此施術時誤横毀傷虹彩也此為不治

第九瞳孔開大或收小或縮閉症　此症則術後由虹彩之為焮腫所發也即見消挑膜焮腫症

第十角膜曇暗症　此症則由角膜焮腫所發也治法宜瀉其焮腫

第十一水樣液曇濁症　此症則由酥樣翳碎片殘在術後而解化所發也此症一二七日後自當治矣

第十二膿眼症　此症則由內部之為焮腫所發也治法見膿眼症

第十三眼瞼焮腫症　此症則瀉術後或有發之然易消散也

第十四　眼球瞤動抽掣症　此症則由患者凝思念於眼目、或眼目暴受光輝、或創傷角膜、或屢壓虹彩、茯硝子液所發也。此症林檎鍋劑加泊夫藍及龍脳可施之、内服可用阿片劑。

第十五　視力乏弱症　此症則水晶液之離故也。豫云、與蒲挑膜相離隔也、此症可用兩面凸圓之眼鏡。

第十六　眼球瘦小減縮症　此症則由眼液之致減耗所發也。即見眼球減耗症。

水晶液突出

此症則水晶液自其嚢而突出于前室也。

類證

其一　角膜無創症　此症則非有創傷角膜而水晶液突出於前室也

近因　此水晶囊之致破裂也此由施手術於内翳或打撲頭部或從高墜下或打撲壓撞眼目所發也

看法　此症看其眼中水晶液突出也

患害　罹此症則前室為焮腫疼痛而瞳孔收縮有以妨視力者或有唯妨視力而無他症者

治法　截開角膜以剔出水晶液宜如剔出内翳也　豫按此症恐非水晶液全質突出應是一部分為突出其施治術亦應然若全質突出而施此剔出法則恐是成翳

其二依角膜創症　此症則由爲瘀内翳損截角膜或損傷眼球後以指若器械壓之或又爲眼球痙攣等所發也

治法　同前症

硝子液病篇第十二

綠眼

此症則硝子液爲曇暗也

症候　此症則於水晶液後底見薄曇或濃濁之輪而成盲也

近因　此不透明之液聚于硝子液室也此症甚罕且不有顯然徵候故難診知大抵此爲不治

類證

其一曇暗症　此症則硝子液宛如軟翳而不透明也此症於其初發以硇砂精蒸氣薰眼目内服悉鳩員答良營烏頭莩等煎熬加鼠婦甘汞丹或加宅羅溺蛤花濯劑用之然無其效者爲不治

其二土樣症　此症則硝子液變如土也

其三膿樣症　此症則硝子液變如膿汁也

右兩症共爲不治或非除去其眼球變他惡症也

硝子液烊解

此症則硝子液解化如稀水也

病因 大抵難辨知又此症每兼黑障或水晶液曇暗也

不路乙斯曰此症有由用鹿角精而發見力嗚跕羅人名之說

症候 患者全成眼盲而平常黑色之瞳孔變為淡白色至以令其內面網膜及細血絡透見焉此為不治何則無令其所烊解之硝子液再如平常稠厚之藥劑故也

硝子液突出

此症則由角膜或剛膜之被創傷所發也然少為突出者大抵無害二七日而再復矣其大突出者眼球減縮瞳孔收縮以成不治之盲也

類證

其一、依壓眼目症　此症則每於施內翳剔出法發也、其截角膜後由介者若醫師以指麁厲推眼球而突出硝子液也

其二、眼球筋攣急症　此症則於截角膜之後剔出內翳之中所突出也又有行術後經一日或數日而發者此與眼球拘急症所述之病因同、又仰臥如法則無發此症

治法　阿片加油（豫按、蓋巴旦杏油）服之施眼縛帶凡九日其突出宜依然存於其創中勿推納之又勿截斷之何則以其創漸愈則其突出隨自退故也

西說眼科新書卷之五

目錄

網膜病篇第十二

火屑眼　斜視眼

斜動眼　兩形眼

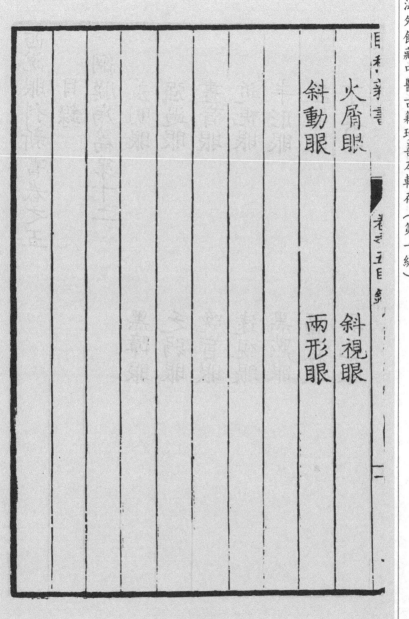

眼科新書卷之五

日本若州醫員　江都杉田豫立卿　譯述

○網膜病篇第十三

羞明眼

此症則眼目每受光輝頻瞬動羞明弗能以忍也

近因是網膜之易觸覺徹知其尤異乎常者也

類證

其一焮腫症　此症則内部焮腫眼之所兼發也

治法　見焮腫眼症

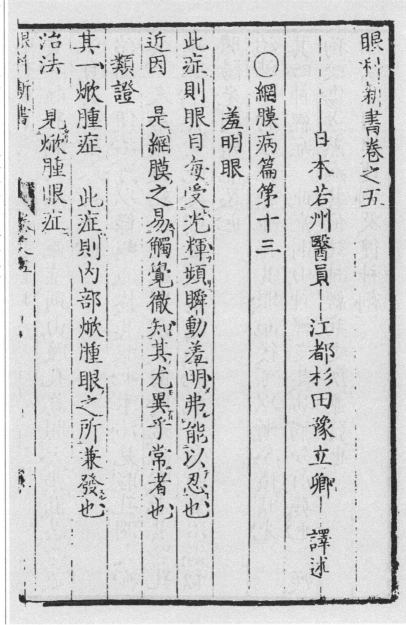

其二瞳孔濶大症　此症則由瞳孔為開大弗能忍氣光自其孔射入之多也

治法　便治可以綠絹布掩其眼也未治見瞳孔濶大症

其三久居暗處症　此症則久在囹圄若幽室者其瞳孔雖收小於明亮處則羞明弗能忍也或又受内翳治術初瞻陽光則弗能忍也

治法　初以綠絹布掩其眼而後可以漸令慣睛光

其四神經症　此症則由神經之甚易觸知所發也　瘈狗咬傷或熱病其他諸神經病之所兼發也

治法　用健運劑及健神劑

其五因烈光症　此症則極望日光之類也

黑障眼

此症則瞳孔黑色而散大且不為開闔運動眼遂成盲也然又有一症焉瞳孔尚少為運動其色稍帶灰白或有透視網膜者此症多是兩眼共患而片眼者幾希

近因是靈液之不能灌注腦神經及網膜也

大抵是以漸所發而頓成此症者罕矣其見徵初發漸覺視力乏弱而後如煙霧如蜘蛛絲如隔羅網或如火花或種種色彩者現於眼前也然瞳孔仍黑色如常而眼目漸成盲也

類證

其一血液聚滿症　此症則血液自腦中血脈而流滿于鑒神經及網膜也

病因　或自負重屈身於前之甚或自多血之人每痛受溫熱氣候若太陽熱氣或自婦人經閉産婦瘀血滯止若痔血閉塞若嘗刺絡之症怠慢而不施若過服精烈慓悍之諸飲或自嘔吐咳嗽高笑叫喚若務吹樂器令氣血上冲頭中若過用水銀劑及鋼鐵劑或自眼中細絡纖維為焮腫或自多血卒中熱病或於孕婦亦發之此等之因皆是所以令血液聚滿眼中也

證候　是發血液衝滿頭腦及眼目之諸症也少壯多血之人罹此患者多

治法　宜用通散疏解其上攻血之方法第一屢施刺絡於手或足第二施角法（詳見瘍醫新書）第三行蜞咂法於顳顬或眼背第四自顳顬動脈瀉血第五施峻下劑及灌腸法第六以温湯浴下部第七以冷水浸布以此貼眼目額顳顬每二時更之

用右方法無效者即是其血液所聚滿之脈絡為活汋之勢力既致衰弱之候也即所左列内服外用之藥劑宜撰用焉

内服劑

第一悉鳩屋答煎熬

不路乙斯曰拔羅速咄羅骨人名之說此症用悉鳩屋答得全治者數人云

第二烏頭煎熬

不路乙斯曰予嘗療一少年烏頭煎熬兼用甘汞丹且貼芫菁膏於頭部凡十四日得治此自頭瘡内攻發而成盲者也

第三空羅溺蛤花灌劑

第四生發香油附錄

第五金黄盎的謨溺（附録）

不路乙斯曰生發香油加砂糖劑或金黄盎的謨溺共是轉弗曼（人名）之所稱用者也

第六悉荊羅（人名）神靈油（詳下）

不路乙斯曰神靈油及麝香是襪羅涅羅（人名）之所稱用者也

第七麝香

第八槐木煎湯

不路乙斯曰此劑嘗屢試用之最有功于黑障頑麻疕

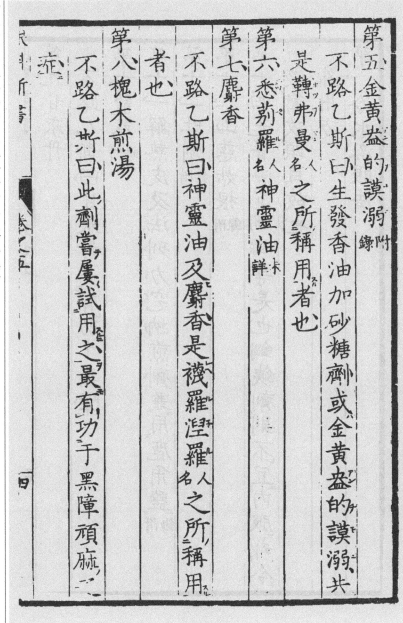

第九甘汞丹

不路乙斯曰甘汞丹大有功于黑障

第十龍葵附錄

第十一解熱皮及法列力窄納煎劑兼用鹿角鹽附錄

第十二吐劑附錄

第十三山慈姑根附錄

第十四芫菁瀹淮附錄等是也鋼鐵劑則不宜內服却令

血液衝攻頭目故也

外用方

第一冷水浴眼法

第二行摩擦法是即剃其頭髮而琥珀火烟薫毛織布以摩擦其頭部也又浸龍腦酒可以擦其項也

第三以悉剪羅名神靈油點滴眼中

第四以生發香油塗其額及顳顬

第五嚏藥附録

第六以華非乙豆附録或主腦藥浸溫湯令其蒸氣薫眼目

第七以硇砂精之蒸氣薫眼目

第八摩擦眼球及眼窠上緣

第九施閃光機

第十用磁石是也豫按蘭書稱諾出納都羅者記載外用磁石之方法云

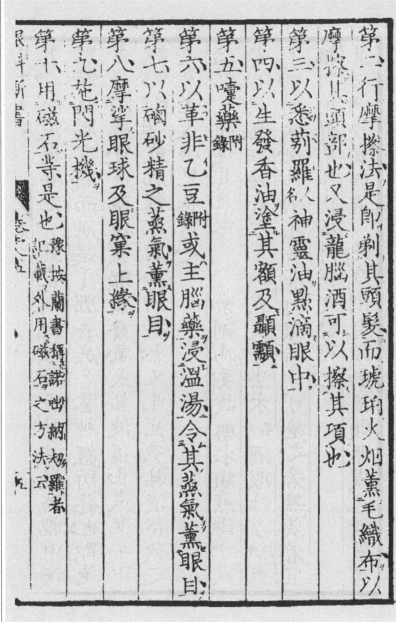

其一鹹液聚滿症　此症則由鹹液或粘液聚滿腦中淡黑髓及腦空間而泄留于腦蓋底若鑿神經所發也即是自誤治感冒或壅遏體躬蒸發氣或粘液留止或寒卒中劉寒卒發癖病也或腦髓水腫等所得也又此症多粘液留飲之人及老人小兒多患之

治法　開達其蒸發藥劑為要故藥木類煎湯附錄或安的謨溺加接骨木或夫吉法木名酒服吐方附錄或下劑則依劑吐劑光菁膏打膿法等可施之若無效者宜撰用前條所舉内服外用之諸劑也

其三綱膜衰弱症　此症則自頻動搖頭腦或勉強致書

爲若勤學或每不寢息或久視幽遠細微之物或日執顯
微鏡或暴受赫乎光輝或久注視諸物或視明白如雪之
類或用令赫澁之藥劑或眼目巾圍房之氣等所發也

治法　可用健運劑外用冷水浴眼法或稚寧以眼氣酒
丼或百合水附録加拉分牒羅精附録内服解熱皮加法列力
究納

其四脱液症　此症則諸脱失血液而身體為衰弱之所
致也即是由大下利及吐血或大吐涎或刺絡過度或旅
孕婦刺絡等所發也

治法　强壯心藏之劑加解熱皮及蛤逑蛤力羅列之煎

劑。

其五頭腦病症　此症則由腦髓水腫或血液溢留于腦蓋中或腦髓硬結其他如此頭腦病自鑿神經起不治之旨也

其六鑿神經病症　此症則由鹹液聚滿鑿神經若網膜經時漸變而粘稠如土或生小泡或為水腫或鑿神經為枯敗所發也凡自若諸因來者非解剖眼球之後不可得而知焉故此等之症皆成不治之旨也

其七發作徃来症　此症則隔日或三日一發也此病原多是伏留腸胃中也

治法　如瘰癰熱用解結鹽（附録）及解熱皮兒羅溺蛤

其八　癰熱或熱病症

治法　施串線法於項而宜各就其本病而治之

其九　眉創症　此症則發于施治眉創之中此由眉神經之致牽縮所發也

治法　屢塗轉弗曼（人名）之鎮痛液或蟻精（未詳）於患部而宜常摩擦之

其十　額內病症　此症則發痛於額內也此可就其有他諸症而診辨之

治法　在除其病原

其十一傳移症　此症則初患一眼因又傳移一眼也

治法　頭施打膿法可以防止其傳移也

其十二稟受症　此症則小兒生而有黒障也瞳孔雖不為運動開收無為散大者其成長之後可試施之治術或有治者

治法　可以膽礬勿縛茶石鹼（附錄）及以燒酒所製合之水眼藥浪除網膜之頑麻也

其十三父母遺傳症　此症則其父母有黒障因以遺傳其子也此殆為不治

其十四黴毒症　此症則由黴毒為衝突或生骨樣結塊

於眼窠若腦蓋以壓窄鑒神經所發也

治法　乇黴毒藥劑兼用治黒障藥劑

其十五鵝瘤毒症　此症則由鵝瘤毒液浸淫于鑒神經所發也

治法　主鵝瘤毒藥劑兼用治黒障藥劑

其十六諸瘡内攻症　此症則由頭面惡瘡或粟粒樣小瘡為内攻潛伏或令乾燥潰瘍所發也

治法　宜令其内攻諸瘡再發即發泡膏串線法角法發汗劑利尿劑下劑吐劑或種瘡法或傳染瘡法等施之而後用治黒障藥劑ハ由乾燥潰瘍所發者亦宜令其再發

也

其十七腹部諸病症　此症則自酸敗液膽汁敗液粘液蛔蟲落鐸逮咄柹等所發也此類每多發于婦人有憹敗液者或羅脾病者或暴怒者或小兒有蛔蟲者或患落鐸革列吉者等也豫按落鐸逮咄柹者鉛毒之義也即所謂感鉛氣所發之疾患又有因其毒為疝痛狀者名之謂落鐸革列吉則鉛疝之義也其起因症候別詳記焉

治法　在驅除其汚滯諸毒但宜從其症而撰用之藥劑也其汚物結滯已生粘液不可以移動者宜疏解之即開結酒石或半夏等用之其汚物可移動而進於上部者宜吐劑進於下部者宜下劑酸敗液用消酸劑及慓悍起發

鹽膽汁毒用酒石濺附録及打麻林度汁附録蛔蟲用殺蟲劑
及法列力空納落鐸速出怖用吐劑下劑

其十八痙攣症　此症則由痙症或諸痛之連及眼目所發也此即自甚驚怖或大頭痛臂痛其他諸部劇痛或眉飢顳顬筋飢或搐搦病類或子宮病痙攣拘强癲癇等而發也又每多發于子宮衝逆病

治法　用阿片劑健神劑麝香及法列力空納殊為良

其十九半發症　此症則綱膜半發黑障也故患者視諸物皆半形也

治法　同全黑障

其二十、兼發症　此症則水晶液曇暗或瞳孔收小及縮閉或硝子液烊解其他諸眼疾之所兼發也

此症徵候患者不能別明暗也如此症非治其黑障雖治他眼疾無益矣

强過眼

此症則視力尤强白晝視星之類也

近因　是網膜之觸知尤異乎常也

類證

其一、暗處視物症　此症則久在囹圄或幽室之人常習慣暗處讀書及筆記故也

治法　可以漸令慣于晴光也

其二　黒障初發症　此症則發于將成黒障之前也

治法　同黒障

其三　齊視諸物症　此症則患者能併視二物或三物也不路乙斯曰是書籍數行一齊誦下之類也

此網膜之正直視線為毀敗或於網膜内諸處為異常之觸知也然此症不可與一物兩形症混一物兩形症則患者視一物現兩形或三形也詳見兩形眼症

治法　本治未詳之便治常可以小管窺視物然則以傍側物形不映眼目或有漸習慣以復常者也

乏弱眼

此症則眼中無他患害而不由物之遠近時之明暗唯為視力乏弱也又晩盲及晝盲眼由時之明暗難見也故與此症為區别

近因　真假有二焉真視力乏弱則起因於網膜而觸知為乏弱也假視力乏弱則起因於角膜水様液瞳孔水晶液硝子液等也便可以所舉于次之類症辨知之

類證

其一角膜汚點症　此症則由角膜全部若各處有汚點曇晞妨碍諸物形之映徹于網膜也

治法　在除角膜汚暗又與晴[illegible]之治法其下治在下[illegible]

其一角膜滋潤症　此症則由淚液常留在角膜而諸景光之反映照不平等致視力乏弱也

治法　在除角膜滋潤見淚出不止症

其二角膜乾燥症　此症則由角膜致乾燥成汚濁曇暗也

治法　在滋潤角膜見眼目乾燥症

其四水樣液渾濁症　此症則由水樣液之致渾濁妨礙諸景光之透徹也

治法　見水樣液渾濁症

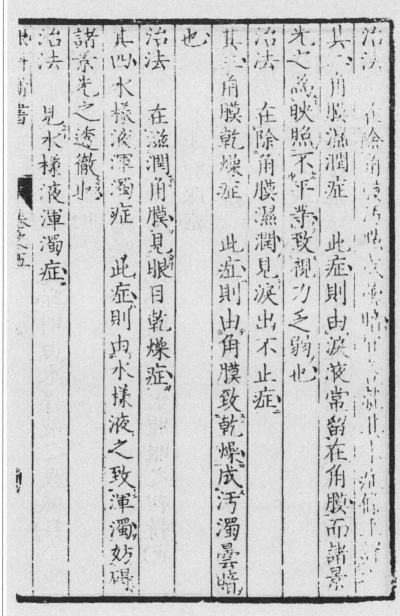

其五水樣液減耗症　此症則由水樣液之致減耗令角

膜皺縮不以透明也

治法　見角膜皺縮症

其六水樣液過多症　此症則發于水腫眼之初得也

治法　見水腫眼症

其七瞳孔收小症　此症則由瞳孔致收小諸景光之一為

映微亦少也

治法　見瞳孔收小症

其八內翳初發症　此症則每在氷晶液或水晶囊為黑

暗之初發也

治法　見内障眼症

其九　硝子液雲暗症　此症則其患害殆與内翳同

治法　見硝子液雲暗症

其十　黒障初發症　此症則網膜為觸知之少也

治法　見黒障症

其十一　網膜衰弱症　此症則由父母遺傳或久視火光或恒視微細物形或每夜勉強書寫誦讀于燈下或房事過度所發也或又自恒仰瞻日月之光故多于天文家此類皆害眼目與脾胃而多遂成黒障

治法　宜須固禁其所以起因之事而内服外用其可茲

強壯眼目之劑也強壯網膜之法卽列于左

第一務處幽室可以避光耀

第二當眼目罩筒管可以視諸物此為避其餘光也

第三施遮乎綠色之眼鏡可以視諸物此為避其晴光也

第四其室中唯開一窓而可以綠色周圍其窓是卽極良便法也何則以綠色能强壯眼目故也

第五可以綠色綃布若硝子屛障燈燭此為防其燈光之射入也且勿熾其燈火

第六可以綠色大硝子視諸物又可屢視綠樹籬垣也

不路乙斯曰綠色之有利于眼目勝於黑色也何則視

黑色則網膜之牽急遽以弛緩視綠色則網膜之牽徐以弛緩故也

第七外用法雅寧（人名）之眼氣酒或紫蘇藿香蒔蘿之露水（附錄）加迷迭香精（附錄）或龍腦酒一錢點滴眼中或屢施冷水浴眼法

第八内服劑解熱皮加微羅蝶法列乃究納根又便法用兩凸面之眼鏡此光映聚於正中而透入網膜故也

其十二神經衰弱症　此症則自身體脱液過多及諸劇病等之後所發也

治法　用強壯心藏之劑及性良食餌滋養補益之

其十二老人症　此症則起原不一或網膜麻痺或水晶液為黄色之變或角膜不透明等之所因也

治法　便治百合水加迷迭香精用之本治固為弗能也

昼盲眼

此症則昼日或纔視或不全視而昏夜得却能視也

近因　種種而不一

其一期時發黑障症　此症則有黑障症而胡發暴退也

治法　與吐劑及下劑而貼芫菁膏最後解熱皮加法爾加它納那之

其二網膜觸知太甚症　此症則由網膜超度為[illegible]之

[illegible]之睛光也

治法　見羞明眼症

不路乙斯以小網膜之觸知甚者於燈光及月光則能得視之也何者以燈光比較日光則應以燈光一萬千六百六十四敵日光也又以月光比較日光則應以滿月光三十七萬四千敵日光也故網膜之觸知甚者難不耐受日光於燈光月光則得耐受之也

其三　水晶液中央有內翳症　此症則晝日以瞳孔依日光為收小故內翳障塞不得以視物夕夜或暗處以瞳孔為散大故光輝自內翳周圍而映透明水晶液得以少視

焉也

治法　見内翳眼症

其四常慣症　此症則久慣暗處之人忽出明處則不耐其光輝也此症以漸令慣明光則治矣

其五瞳孔開大症　此症則由瞳孔為開大氣光甚透徹而無為收小括約之運動故不能如常度觀采焉也

治法　使治用綠色眼鏡本治見瞳孔濶大症

其六瞳孔收小症　此症則由瞳孔為狭小氣光不如常度透徹眼底但至昏夜則由瞳孔之狭小稍開而得視焉也此自焮腫眼或神經掣抽症所發也

治法 用退燃劑或纈草劑詳見瞳孔收小症又白蜀葵根[illegible]蒸滌或莨菪之熨藥方用之

其[illegible]地方症 此症則因其地方人皆成晝盲也即亞弗利加亞墨利加亞細亞之三大洲鄙賤之人有然者何則[illegible]此其地方之所令然而晝日則由淚液多自眼目出不得[illegible]為昏夜則反此得能視焉也（豫按斜視眼之條亞細亞洲中赤道下之人多[illegible]晝盲云此雖云三大洲鄙賤之人[illegible]其洲中非皆然依其地方而然也）

其八 突撞眼目症 此症則突撞眼目者夜則却能視諸物也

不路乙斯曰究理雜集曰（西洋書名）或人因張弼惡羅（樂器名）

之絃誤令其絃飛打傷眼球而不能耐日光及燈光雖然於夜中暗處則却得視諸物而閉其所損傷之眼則却不復得視焉時此症數日而治云

晚盲眼 豫按審視瑶函所謂高風障俗呼為雞盲之症也即我邦夏秋之間雀目症者多發之又小兒有蛔蟲者亦患之而動變瞟眼者多然此篇類症中不舉其症蓋是因其風土有所異也不唯此症當有與我邦為異同之症是風土所令然讀者察焉

此症則晝日得如常視物而於朝暮或暗處則不得視焉也

類證

其一 黑障初發症　此症則黑障初發而晝日得如常視

物於朝暮或暗處或燈光則眼盲不得視焉凡眼目致衰弱者皆發此症

治法　同黑障症

其二期時發黑障症　此症則黄昏而發白日而退也

治法　用下劑而後解熱皮加法列力窒納用之

其三閉塞蒸發氣症　此症則由以夜中氣候冷而異乎晝日其蒸發之濕液多拒留於網膜所發也

下路乙斯曰漠木咄薊羅力羅地名之病院有晩盲七十餘人按此起以由稠厚粘液之聚于網膜纖維網膜自然之運動致遲滯而其纖維為健張括約之精力甚減

故鬫知氣光自衰也是即自壅遏蒸發氣而其粘液聚于網膜所發也

治法　蹄㵎劑附錄及發汗劑安的謨溺用之

其四國七常症　此症則接羅挨繹斯或謨羅達非泄及馬路古島伯西兒撥連等諸國以為常症也

近視眼　豫挨、蒋視蹤函所謂能近怯遠症也、蓋近視遠視之兩說、非辯眼目瞻視之理則不易解矣、夫鑒識萬物之理、凡百物依為氣光之以来映眼中其遠近相距因眼面圓周徑之自然常度差其度則成近視或遠視也其自然之妙用窮理之精說、予於眼球微小詳論之

此症則其所遠離者難見而其所近接者見焉此二尺而外不得見之但自三四寸至八九寸間得見之也

近因　是物體之氣光失不到徹于網膜也

類證

其一角膜甚凸圓症　此症則有稟賦自然者或有自水液為聚滿而發者而一日則發次日則歇此必發于水膿眼之初得也

治法　稟賦自然者可用凹圓眼鏡至老年則得自治也水液聚滿者可用疎滌劑詳見水膿眼症

其二眼球過大延長症　此症則有天稟而然者或有自眼液聚滿眼中而發者此業填嵌彫鏤每視細微或苦刻讀書等遂發此症也

治法　宜各禁止其為病因之業

其三　水晶液前面甚凸圓症　此症則稟賦自然者也

蓋諸物之於眼球其形景為縮小以映焉然若角膜水晶液或硝子液皆過為凸圓則物景亦隨彌為縮小以映焉何則然焉[illegible]以為氣光尖也依其眼面圓心徑之大小以為遠近而角膜水晶液為凸圓則物體不亦彌近則不映焉也

其四　角膜及眼液密實症　此症則以視術試之隨角膜及眼液之為密實其物體亦遂為氣光尖故自致近視以

其五　瞳孔濶大症　此症則凡視諸物瞳孔為開大以為

之通聚映于氣光尖也

此六小兒平素症　此症則小兒由其[illegible]及角膜爲凸[illegible]

致近視也然隨經年歲漸漸[illegible]也

治法　本治可俟年長便治施筒管或穿小孔黑紙或凹

圓眼鏡可以令視物

遠視眼

此症則其所遠隔者得見而其所近接者却難見焉凡近

視眼爲小兒常症遠視眼爲老人常症也

近因　是氣光聚映之點換處而至角膜之後也

類證

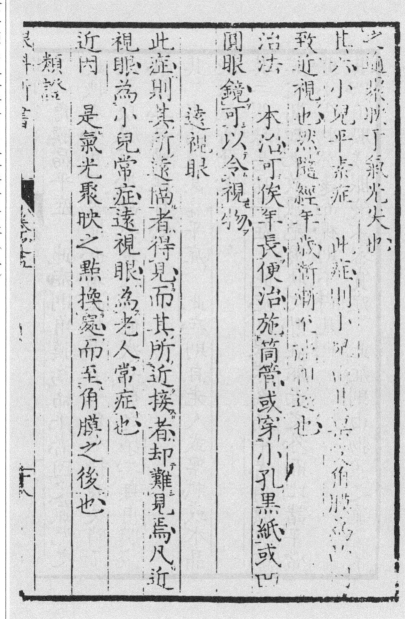

其一角膜扁平症　此症則角膜為扁平者因之氣光之聚映者少且不敏捷也考此起原第一自水様液及硝子液為缺漉不足故於老人或他疾病發之第二自角膜瘢痕第三自稟賦自然

其二水晶液甚扁平症　此症則自老人或稟賦或水晶液減耗所發也

其三眼球甚扁平症　此症則眼球為扁平者角膜與網膜之間短也故氣光聚映之點在眼面之外而比諸平常眼不致物於遠而視則不得見也

其四角膜或眼液不密實症　此症則由物體之氣光不

謬非其所發也使治可用凸圓眼鏡本治在隨經年自治何者至老年則角膜及眼液為堅固故也

其五極望遠處症　此症則每發于視術家然其起原未詳

其六老人常症　此症則其起原不一凡年老而血液為不足則角膜及水晶液為扁平而眼球亦為扁平故成遠視又生質近視之人反此却以眼球及角膜水晶液為扁平自恊常度得以治焉而至廢凸圓眼鏡也

其七近接視物症　此症則依物之大小為甚近接則不見焉也此由以大物之氣光尖比小物之氣光尖則過大

近接而視則不見焉此其氣光尖映眼底過也

其八瞳孔收小症　此症則其氣光尖隨瞳孔之為收小不如常度聚映焉故不遠離物則不映焉也

治法　本治宜治瞳孔收小使治用凸圓眼鏡是卽如近接而視焉其氣光尖致聚映也

其九過用水銀劑症　此症則患者覺如物壓眼而痛有觸焉則覺彌益痛而眼球如拘急且難轉運又其所近接者則不全見焉其所遠隔者雖則不分明而得見焉也此症黑障之初發亦有之

治法　錦葵葉煎之熨藥方或以冷水洗之或施脚部刺

絡及阿汲勒穰附錄加甘酪清用之又眼痛定者宜貼答蛤首蛤膏於顱顬且二三七日間每朝夕用閃光機自眼目發引火光也又視力全復常則宜貼冷水以强壯之

半形眼

此症則患者視諸物凡見其半形而不得見其全形也

類證

其一角膜或水晶液半部為曇暗症　此症則由氣光半為透徹為半形視也

治法　見角膜曇暗及內翳眼症

其二網膜半部痲痺症　此症則物體之形景半達於網

膜也

治法　見黒障症

其三屬神經症　此症則由患害在鑒神經所發也

治法　用健神劑時時兼行下劑

不路乙斯曰名掊空部羅法空跕羅人之說一僧祭曰臨修法卒然發劇頭痛而眼目亦昏暗從此其正面則雖見焉其傍側則不見焉因此其讀文書每字搖頭不屬目其上則不能見也又在稠人廣坐之中獨見其坐正面人其他不能見也此僧照鏡自視其瞳孔見其半惨而不能見其全形也

黒點眼

此症則患者覺黒點飛散或如蛛網或如亂髪結者現于眼前也又此黒點運動眼目則錯亂飛散而不運動則靜止也強過眼症亦遇晴明之氣光則有如黒點或亂髪者現于眼前也

近因　此由網膜之一部有麻痺處以失觸知且網膜細絡中所溢留之液壓迫之所發也或自脉絡腫脹以壓迫網膜而發也

類證

其一網膜一處麻痺症　此症則未熟之黒障也從此多

變入熱黑障也

治法　同黑障症

其二血液聚滿網膜症　此症則由譫妄熱多血溢餘太陽於熱經閉滯血閉等所發也或自久低屈頭顱亦發也

治法　施刺絡且貼冷水於眼可以退除其血液也又因譫妄熱者多發衄血得以治也

其三網膜衰弱症　此症則由讀書過精及夜學勤勞或日執千里鏡顯微鏡或受赫乎光輝等所發也

治法　各除其所起因之事而外用冷水內服健運劑即解熱皮加法列力空納又以轉弗曼鎮痛液塗擦眉上

其即眼目中樸液　此症則由其所滴出之液汁落[illegible]于

網膜所發也

治法　旋刺絡法及消散熨藥方

不路乙斯曰或曰黑點飛散所起因則此水晶液中有

曇暗一點乎或依水様液中有物而流浮也然此說以

視術家之理論之則非矣夫透按角膜者則不映網膜

況乎於肉在眼內者其景滿於眼外得以見焉之理豈

有之哉譬如其景全滿於眼中則物像之位則以合氣光不能常度而至網膜之後也

水晶液全徑與其全徑四分之三之分度距水晶液之

物亦其景未聚映網膜者也如角膜則距水晶液其徑

不及水晶液從而其水晶液中曇暗點或角膜斑點或水様液中為流浮之物豈能映網膜得以見焉哉此其因全在網膜而非眼内有物明矣

症羅眼

此症則患者視物如隔細羅網或蛛網而見也

近因　此網膜之細絡為腫脹以相壓迫也

類證

其一、血液聚滿網膜症　此症則由久閉呼吸或久屈伏頭顱所發也

治法　各止其所起因則遂自治也

其二久留不退症　此症則由網膜脈絡為膨脹以廢健運精力所發也

治法　健運熨藥方為要或施冷水浴眼法内服解熱皮加法列カ究納用之

隔霧眼

此症則患者視物或如霧或如麁觕絹者現于眼前也

近因　此由有障遏氣光之如常度致透徹者而發予或由網膜觸知之不足所發也

類證

其一氣光透徹甚少症　此症則在黒障之初發也

治法　同黑障症

其二黑障初發症　此症則由網膜之殆不觸知氣光所發也

治法　同黑障症

其三角膜斑點症　此症則由角膜有不透明處以障遏氣光之透入所發也

治法　見角膜污點症

其四水樣液渾濁症　此症則由水樣液為渾濁以妨氣光之透徹所發也

治法　在使水樣液再透明也見水樣液渾濁症

其五硝子液不透明症　此症則由硝子液致不透明以妨氣光之透入所發也

治法　見硝子液曇暗症然此為難治

其六眩暈初發症　此症則在眩暈之初發弗啻其所見如霧亦為昏暗即是靈液之不灌漑網膜也

治法　在治其眩暈

其七網膜弛緩症　此症則由網膜為弛緩或又為痲痺所發也

治法　見視力乏弱症

其八中毒症　此症則由胃中之毒侵入網膜所發也

治法　用吐劑

不真眼

此症則其所視物形變而不真也

類證

其一物形大視症　此症則其所視物形過常度以為巨大也此起因在近視眼或神經病或腸胃中有污滯者

治法　在各治其病原

其二物形小視症　此症則其所視物形過常度以為細小也此起因在遠視眼或腸胃中有污滯者

治法　用吐劑或下劑

其三物形旋運動揺症　此症則由頭旋眩暈病或酩酊或神經病或腸胃汚滯或壅閉蒸發氣等所發也

治法　宜各從其病因而治之

其四物形旋回屈曲症　此症則由神經病或腸胃有病所發也

治法　用辣滌劑或强神劑

不路乙斯曰有納羅白木湼羅（人名）者八十之時其所視諸物卒然皆屈折道途往來之人亦皆身體支節屈折或傾側而立如是者凡三日矣其初以為真然舉動必倚物此症遂得自治然從此視力為之弱云

其五物形顛倒症

不路乙斯曰旃涅羅修速人名之說或人上書齋樓階時眼目卒然為上竄而其所視諸物皆悉反覆倒置焉此病三月不休後復再發如前從此眼目每上竄云

其六視無形症　此症則由譫妄熱或顛狂所發也

不路乙斯曰法羅轂羅法人名之說有視壯麗樓觀過其眼前者云

治法　宜各從其本病而療之以復精神散妄想也

其七久視諸物症　此症則由久視物或以精意注視焉所發也殊自於赫燿氣光處視物者其物忽焉現于眼前

倏然復消也。

異色眼

此症則患者視物其色如虹蜺或如孔雀尾種種異色現于眼前也。

近因　此自網膜為異色或壓網膜所發也。

類證

其一黄疸症　此症則患黄疸之人其所視諸物皆成黄色也。

不路乙斯曰余診患黄疸人因症有全不視黄色者也。

又名哲獨羅悉溺人名之說解剖患黄疸視黄色人之眼

黄色之液浸染其網膜及其他眼膜水晶液入解剖患黄疸不視黄色人之眼唯水晶液成黄色云豫按唯水晶液成黄色而不視黄色者則其色不映網膜也與上黒點眼症云雖水晶液中有汚點其影不映網膜者其理同宜參考焉

治法　在治其黄疸

其二血液溢留症　此症則由血液之洋溢浸染于眼室中所視諸物皆成赤色也

其三摩擦眼目症　此症則殊在於暗處摩擦焉此症每視種種之色然頃刻漸消

其四熱病症　此症則罹熱病者或其所視成虹蜺色也

其五極視太陽症　此症則初之甚明也次之赤色黄色青色也終之黒色也以消矣

其六久視諸物症　此症則久注視壁若柝所掛之猩猩絨紫而卒然去焉則少選之間尚視赤色也

其七神經症　此症則由愕然有驚其所視成緑色或青色也或精神錯亂或胃中污滞亦發此症

其八彩色混同症　此症則譬如常用青色眼鏡者以赤色者掛于鼻上而視蠟燭光則成紫色也其理即與於暗室燃硫黄則在其側者皆成淡緑色同

火眉眼

此症則炎光火屑現于眼前也

近因　是壓網膜也其理即與前不真眼條視無形症同

豫按平常視物之理由諸物体為一直光以透入球内諸液而觸徹網膜發氣光於網膜得以鑑識焉也此症有壓網膜之因故常催起火光也近徵之人於暗處以指自眼眦上壓眼球而運動則現火屑也其理可以知矣

類證

其一打撲症　此症則由打撲眼目為火光飛迸也

其二神經觸覺症　此症則見于痙病癇病其他搐搦掣引病將發之前也

治法　在各治其神經病

其三血液聚滿網膜或鬱神經症　此症則自咳嗽嘔吐

噴嚏頭旋眩暈或黑障或卒中或經閉痔血閉等所發也

治法　用刺絡法下劑導泄劑而外施冷水浴眼法

其四事細微症　此症則自業縫繡或夜營細巧所發也此等作業衝動眼目由此血液致聚滿也

治法　同前症

其五不寐症　此症則凡患不寐之人常自眼目迸出火光於暗處亦迸出焉至以得一瞬頃辨別物形也

其六啼泣症　此症則氣光先映淚液中而後寫映角膜因自成異色也

治法　拭乾淚液即消除

斜視眼

此症則自側見患者之視物，一眼若兩眼之正視線（即謂氣光尖之因眼面圓周徑映射也）斜狂而不正也，是故雖視正向之物，或上視，或下視，或外視，或内視，或有一眼然者，或有兩眼共然者，或有兩眼不齊而一眼視天、一眼視地者。患害不唯外形不具，視力為之弱，且其初發兩形眼也。

類證

其一，初生小兒症　此症則初生小兒雖有斜轉眼，目隨經年月漸自復常度也。

其二，小兒常習症　此症則由常令小兒二物齊視所發

也

治法　一眼為斜視者數月可掩其平眼兩眼共為斜視者先初唯右眼掩之數月而又可掩其左眼由此以二眼視諸物漸漸習慣可以令正視也

其三眼筋轉戾症　此症則小兒鼻上有贅肉其他諸症則常欲視之令眼目常轉戾牽斜由此漸成斜視眼也

治法　外用健運劑或葡萄酒加合龍腦酒二三滴

其四一眼視力乏弱或近視症　此症則今有左眼患近視及乏弱者自半尺而遠則不見焉而右眼猶得能見遠也由此患者視諸物唯用右眼而不用左眼因遂成此症

也。又一眼成盲者亦如此。何則然成盲之眼無視物之正視線故也。又兩眼共盲者則兩眼共為轉斜也。

其五　眼球筋癱拘攣　此症則眼球若左右若上下為其為癱拘攣急之筋所牽引以為斜視也。此自腸胃汚滯或子宮病或脾病或驚怖或眼目刺傷等所發也。

治法　在各消除其病因。

其六　冒寒傷冷毒症　此症則由冒寒傷冷毒浸淫于眼球筋而其筋為牽斜所發也。此症可以運動眼目即發暴寒痛知之。

治法　用下劑及驅除痛風毒之藥劑。

其七眼球筋痲痺症　此症則右筋痲痺則卒斜于左筋痲痺則卒斜于右然眼球筋悉痲痺則眼球定靜卻如平常也此自頭部若眼目打撲傷或卒中初發或癇病前兆或癇病後或腦神經創傷等所發也

治法　用衝動劑即窒羅溺蛤法羅革羅乙鐸也又行閃光機外施健神劑

其八眼球不轉運症　此症則眼球筋由眼球傷側發瘤或骨塊腫以壓球或久縛眼目等致拘强不動也

治法　在各除治其病原

其九國土常症　此症則亞細亞洲中赤道下之人斜視

眼及晝盲多何則由太陽光輝痛映砂地以返照恐其損害眼目晝日則瞳孔隱於瞼內或令閉眼瞼也

其卜卒發症　此症則發于頭腦水腫癲癇痙癇及死症也此等諸症皆為死兆

斜動眼

此症則患者視物正向則不見因斜枉其頭以視也此不與斜視眼同眼球不如斜視眼轉運也

類證

其一角膜中央有斑點症　此症則由其有汚點物形不映于中央故枉斜以視也

治法見眼膜汚點症

其六水晶液斜居症　此症則由氣光尖斜映於水晶液不達于網膜正中自其傍側達故斜眼而視也此起因自水晶液為變斜也此由稟生自然或水晶液創傷或虹彩創或甚振蕩轉動頭目等所發也此症徵候凡視物其正向則不見而偏側或斜向則見焉此為不治何則未審取出其水晶液而有治耶否之的實故也

其三瞳孔偏居症　此症則不偏斜其顔面及眼目則氣光不透映于瞳孔也此為不治

其四視點失觸知症　此症則由網膜中央觸知為不足

正向則不見，因每偏斜而見焉也。

治法 如各處一方之黑障症，然為難治。

其五角膜高低症 此症則氣光隨角膜為高低斜映水晶液也。

不太路乙斯曰加鳩跕羅人名之說見角膜為凹凸者曾無

斜向而視物者

兩形眼

此症則患者視一物為兩形或數形也。

近因 此由正視線移處為兩形或數形以映于網膜也。

類證

其六斜視眼症　此症則由一眼視線為斜而物形不映網膜正中尖映其傷側一眼平全而映網膜正中尖作兩形也又有一眼為視力乏弱以現兩形者謹按凡諸物形為氣光尖以映兩眼其所映同中網膜正中尖故兩眼視一形也其所映左右不同則必一物現兩形也

治法　在治其斜視眼

其二眼目被壓症　此症則由眼窠緣腫起或生腫瘍以壓眼球所發也其理與以指壓眼球則一物現兩形同此氣光尖所映左右各異故也

治法　在治其腫瘍見牛眼症

其三眼瞼生著症　此症則譬之以鍼穿骨牌二小孔其

小孔之間狹於瞳孔以此當眼而閉一方眼以視燈光則其燈為兩影又穿三孔則為三影也眼瞼為生著閉合者其瞼毛間多為罅隙而物形自其隙孔透入隨其孔多少物形亦為多少也

治法　在治其眼瞼生著見眼瞼生著症

其四淚出不止症　此症則淚液粘著其瞼毛以為罅隙由此其所視為許多形也

治法　拭乾其淚液即治

其五水晶液作甲面症　此症則由水晶液作甲面多作氣光尖而許多物形映于網膜也譬如以甲面硝子視物

也

治法　可服出水晶液

其六　稟受有兩瞳孔症　此症則一眼有兩瞳孔則為兩氣形尖也此為不治

不路乙斯曰雅寧人名及吉林翅人名之說有許多瞳孔者曾無成兩形視云

其七　瞳孔異常症　此症則物形不齊映于兩眼之網膜而其所映各異其處因成兩形視也此為不治

其八　水晶液失常居症　此症則由水晶液移他處故其氣光定與平眼異所發也

治法　可取出其水晶液何則失常居之水晶液依然留之則為翳暗故也

其九水晶液一處有內翳症　此症則水晶液一處有內翳則氣光失為之所支分為兩形也

治法　可取出其內翳

其十神經觸知症　此症則由腦神經自己病或為他病所連及致異常之觸知也是即自驚駭或腸胃汚滯中毒酒醉或頭部眉上眼目打撲傷或卒中子宮病脾病或將死等而發之類也

治法　但各治其病因也外用可以轉形變之鎮痛液或

他神經劑塗擦于自眼窠上所循行之額神經

眼科新書卷之五　大尾

眼科新書跋 芝蘭堂

先是三四十年。自我鵠齋先生肇飜譯內景之書。以啟西學之一端。才俊四興。而內外科譯說漸盛乎世矣。唯於眼科。未有稱之者焉。先生恒語曰。如彼眼目內照圖說。審視六膜三液之造爲究盡視瞻機用之眞理也由此顧之彼必有眼科書之實徵的切者也若獲之以譯行焉則其於濟世必有鴻益矣先生晩年舉一季男郎令之立卿子也先生乃令立卿子脩本業且傍迸來眼科之門以講習和漢之

方法。凡數年矣。先生偶得和蘭眼科一書。喜抃曰。果有之。於乎。時至矣哉。後附諸立卿子。且告曰。女自今譯定脩正之。以為之首唱。則足償我夙昔之素懷矣哉。於是。立卿子遵奉其命。日剗思研精乎此。且諮詢于社友。數換裘葛。而成此編。其為書每條定正。至其註證。并諸方藥劑等。就他諸書而補訂之。無以遺漏。考索据摭。亦勉矣哉。且隨驗諸行事。果得其實徵的切矣。可謂一盛舉矣。蓋先生藏稟書。既欲行和蘭眼科乎海内者先生之創意而繼其志者。立鄉子也。嗚乎可不謂克濟其美哉。乃今公然鏤行于世。世之淵源此書以行治者。亦果得其實徵的切。而行之者。愈廣愈遠。則豈可謂非濟世之鴻益矣哉。茂質素從事先生。而與聞此舉。因述其來由。

以為跋云

文化乙亥孟春

嚳水　大槻茂質識

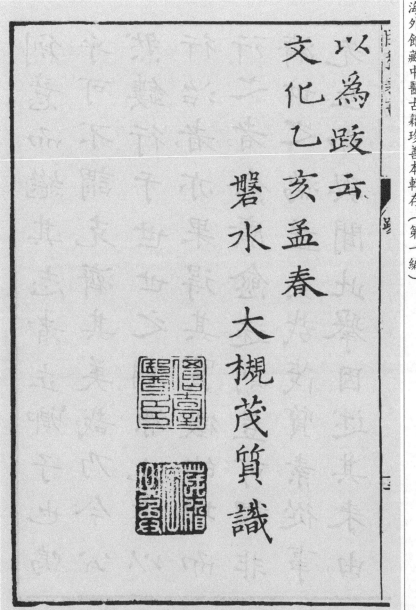

眼科新書附錄

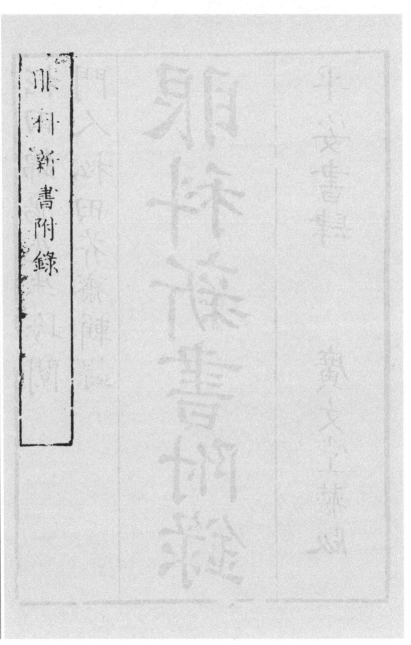

杉田錦腸先生檢閲
門人松田芥齋輯録

眼科新書附録

平安書肆　廣文堂藏版

眼科新書附録

凡例

一本編眼科新書者和蘭布冷吉氏所撰著而我師立卿先生所譯述也蓋彼邦之為學以格物窮理為主而無所不盡也故本編亦於内景資測以究盡其症因又從而論定其治術其精微無以尚焉者乎與彼五輪八廓五行臓腑等之説為霄壤也固矣我邦以和蘭眼科公于世者從斯書始亦從我師與余不才未能盤行鳥語之學今據此書得以盡其治術皆附驥尾以致千里雖不自勞其趾其□也亦一也□□

醫書之行乎世也其有濵補于生靈豈不大哉但本書中多諸家其方名而不識其藥劑者蓋於彼邦也適名醫[illegible]之乎然今於我乘此似闕其要是以先生於本書方名下每揷附錄二字以示有後述然而醫事靡盬未暇及乎此亦或恐有不揣之過乎余竊謂此書而無此附錄猶學射者之無正鵠乎雖法就體備其將何以試之乎於是余請于師而先舉其所常用方法次之就熟中所謂蔵和蘭諸書而其名義一定而可充焉者采乎彼擇乎此併以錄之其方之猶未詳者又當追搜索以補之耳嗟乎此卷遺

漏雖多焉其足以令學射者有所試乎

一本編有稱衝動劑導泄劑發汗劑等者然如其稱衝動劑者各隨其證而區別之則有數種衝動劑此示其大要者而難以一方衝動劑對定者可得而知焉耳如此等者又於和蘭諸書杳出谷中其症者録為二編追當上梓並不載焉

一本編有稱弛緩糊劑收斂膏劑緩和水劑等者此亦示其大要者而難一定矣如此等者詳于布冷吉氏所著殤醫方範近師之姪男恭卿子譯述之是亦於其書中擇各中其症者同為二編兹不載焉

一本編有草根木皮金石土鹽等單用者此亦詳于方範第二編近余同盟淡堂本多生譯定之嗣當鏤行乃就而見故不錄焉

一錄中如石灰水硝石精琥珀油等本編雖不載其名方中所加合者共錄而全備之者也

一錄中方名如香油煎熬灌淪等其法雖皆各有差別然本編譯定之曰不得一一下漢譯令以穩當是以姑且以整中所常呼者名之耶今亦從之故每方下附原名而存其真以冀他日賢哲之正譯焉耳

一錄中每方本編之外舉其治者在其原書或他書者而

悉取今錄之耶，亦欲以便醫事也。

一錄中所載製煉諸器，是又學者必不可無之具也，故采之圖說，以附卷末。

告維

文化十三年星次丙子仲春

芹齋　松田就將卿謹識

眼科新書附錄

引書目符

子　不冷吉外科書及藥劑書

丑　跕乙鄧内外科書

寅　嚩乙都醫宦雜集

卯　宇氏譯定和蘭局方

辰　陽朕歇倫製劑書

己・遮葦落牒兒製劑書

午　勃乙私雜集

未　蒲郎加兒都製煉編

申　肖迷兒雜集

酉　速篤禰骨悉鳩烏答論說

戌　秘遺天藥劑編

亥　未得考索諸方譬未得酸模根露水方傚接花露水方而新製之類各

其真方而始補闕者總符此字

眼科新書附錄

錦腸杉田先生撿閱

門人　加賀　松田就將卿　輯錄

○水劑部

亞公水（和蘭維鐸穴的兒般價刺爾獨　羅典亞佉苛業篤米涅拉列）

酒鉛醋（見醋劑部）二錢二釐製

火酒四錢四釐　新汲水二十四錢

右三味、調勻貯、

主治　外用、治眼瞼痠毒腫、麥粒腫、蜜腫、赤爛澁刺、瘙痒、外反、犬眥腫瘍、瘜肉、白膜痠毒腫、淚出不止、角膜膿

疱、贅瘤、焮腫疼痛眼、兼治打撲傷青斑、諸般焮熱腫痛
凍瘡、火傷、[illegible]腫潰瘡等、用法詳于本編、皆倣之、

膽礬水 [illegible]蘭[illegible]的里荷爾杏的兒 [illegible]句亞掛必的里欲墨謨

膽礬 極末一分八釐

新汲水 二七十錢

右二味調匀貯、

主治 外用、治眼瞼水泡、外反白膜脈腫、顆肉及角膜

贅瘤、翅翳、膿疱、蒲萄腫等證、

白膽礬水 [illegible]蘭消低必的里荷爾杏的兒羅 [illegible]亞掛必的里欲墨謨[illegible]兒斯謨

白膽礬 極末一分八釐、按和蘭言、滃低者、白也、[illegible] 的里荷爾者、膽礬也、故從來譯白膽礬、然未

[illegible]從[illegible]皆[illegible]收[illegible]熱[illegible]銅内、以微火盡水氣、取用其汁與[illegible]

新汲水 七十二錢

右二味、調匀貯

主治 外用治皴腫眼等證

礬石水 一名明礬水（和蘭）空累圖窊 約空（羅甸）亞掛空累審那窊

礬石 極末二分四釐

新汲水 九十六

右二味、調匀貯 國云、採用涌泉自有礬石氣者亦良

主治 外用治蒲萄膜突出等

愈創水 一名創水、或名跖乙鉏ハ（和蘭）窊的緑般跖乙鄧（羅甸）亞掛跖悉空那

膽礬精 八錢製見精劑部

白砂糖 極末九十一錢

精烈火酒 製見酒劑部

酸樸根水 各二百八十錢製見下

右四味、調勻貯

主治 外用、治大小潰瘍、淚管瘻、兼治他潰瘍、金瘡等

證

蒼精水 和蘭蒲縷屣𠘨的兒 羅甸亞抹骨畧列兒

硇砂 極末九釐六毛

石灰水 製見下

新汲水 各四十八錢

右三味調匀入銅器固封浸漬變緑色為度去滓貯

主治 外用治角膜暈翳睛等證

拭眼水 和蘭名窊弗斯依爾精私的兒 羅甸名篳兒異暑諳斯陀爾琴私

龍腦 極末一釐六毛

白膽礬 極末六釐四毛 註見上二

白砂糖 極末四釐八毛

泥非兒空爾隱護 極末八釐 代鑄爐精 詳見治眼膏方中

哥敦蒲傻謨水 製見下

接骨木花水 各二錢 製見下

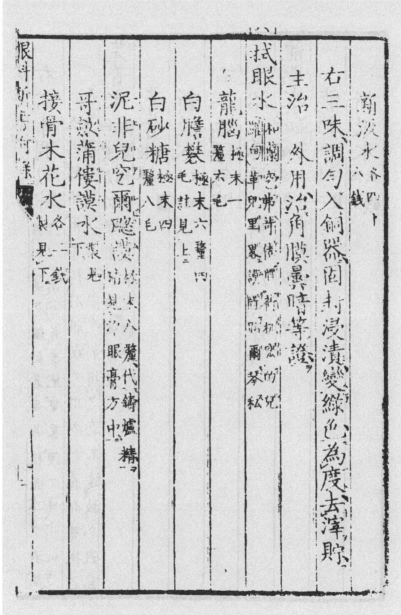

右六味、調匀貯。按和蘭及羅甸名、共是拭眼水之義、故譯曰滴眼、有軍兒里墨瀆之條、出此方、但儀其牒踏爾求私、洲眼疾外用方之義、而無拭之義、然謂外用、諸般眼疾用之為不遠、故今錄焉。

芫菁水（和蘭窕的兒般私滌速弗里 羅甸亞捷干答里牒私）

芫菁極末一分八釐

新汲水九十六錢

右二味、調匀貯。

主治外用、治角膜汚點等證。

龍腦水（和蘭蛤莫荊兒窕的兒 羅甸升蛤筆匍刺）

龍腦極末二分四釐

新汲水九十六錢

右二味調匀貯

主治外用治白膜膿疱等證

百合花水一名百合水和蘭名的兒般活低列加印羅甸邪拉謀秋質斛舉答加纍謨究兒萃謨

白百合花新講者九十六錢

食鹽一錢

雨水十二百八十八錢

右三味攪合浸一日夜入蒸露罐圖見下上炭火接攂漸

次進其火取露滴三分之二貯

主治外用治黑障眼乏泪眼等證

酸模根水和蘭名的兒般悉愈林羅甸些莖列亞拉究接各斯

酸模根 搗者九十六錢其根味帶酸者為良

食鹽 一握

雨水 二百八十八錢

右三味製如上法

哥歛蒲傻謨水 （和蘭）称的兒。哥歛蒲傻謨（羅甸）亞搗都花杧

哥歛蒲傻謨 漸搗者九十六錢（）和名非殿比乞答己漢名未詳或曰覃州漏蘆之一種

食鹽 一握

雨水 一百八十八錢

右三味製如上法

接骨木花水 （和蘭）称的兒。繁邪里爾蒲傻謨（羅甸）亞揑標蒲失

接骨木花（新摘者九十六錢）
食鹽（一握）
雨水（二百八十八錢）
右三味、製如上法。
主治　外用、治顏面小疱、或丹毒等。内服、治石淋痛。
石灰水（和蘭蛤爾骨窊的兒　羅甸亞括蛤爾蘭慈乙）
石灰（細末適宜）
右一味、湯内攪匀、澄二三日、傾取上清貯。
主治　外用、治諸般潰瘍、腐肉等。
猛烈水（和蘭私趾兒骨窊的兒　羅甸亞搭擦失列）

膽礬 粗擣者百二十二錢

硝石 粗擣者九十六錢

右二味，攪合入𤫊的兒篤（圖見下），安爐中（圖見下），用砂火法（法附下），從文至武，初滴者淡，承去之，更接壜，頻頻增進其火，黃烟起，赤烟來，是上好猛烈水滴之候也。其氣盡乃止。此液猛烈，其力主烊解諸種金屬。

鑛水（和蘭米涅拉冽爾的兒）

即謂溫泉及涌泉自有金石氣者也。我邦亦宜就溫泉而擬用之。

主治　外用，治焮腫、疼痛、眼等證。

○醋劑部

溺鉛醋〔和蘭〕羅鐸和乙篤貼列吉泄兒〔羅甸〕集機私答拉骨篤涓黏爾猫

錄密陀僧極末九十六錢

蒸露醋百九十二錢製見下

右二味、入磁器上微火、煮至白色粘滑、為度取貯。

主治：外用、治眼瞼水泡、淚管瘻、大眥瘜肉、兼治打撲傷、青斑、或焮熱腫痛等。

龍腦醋〔和蘭〕蛤謨蒳兒空接貝

龍腦極末一錢八分

蒸露醋九十六錢製見下

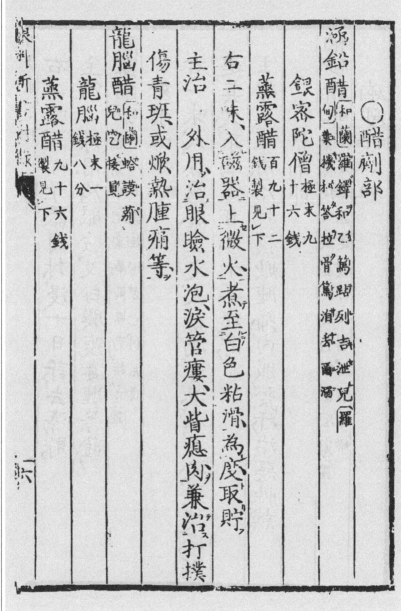

右二味入硝子器固封浸十日許去滓貯

主治外用治眼瞼及白膜疫毒腫等證

蒸露醋（和蘭賀弗兒業華爾噤究揍員）（羅甸亞爾蠡謨姪爾低兒剌岳謨）

好醋五百七十六錢

右一味入蒸露罐上文火初滴者淡承去之更換壜漸進其火取滴露百九十二錢貯

主治外用治打撲焮腫痛内服發汗治惡性熱

○精劑部

硇砂精（和蘭爾私呣般盎謨滑究蛤索屋篤）（羅甸私必加盎達歇剌私盎謨蹋究蛤）

硇砂細末九十六錢

石灰百九十二錢

雨水六百四錢

右三味攪合入硝子箇爾否（圖見下）接鶴嘴（圖見下）及壜用

以火法漸次進其火揮發液滴（卽精也）其氣盡乃止取其

然後取揮發鹽以悖篤亞私（羅甸名失湼列私蠍剌烏落撕我邦未詳和蘭名）

（一此八灑以之說）代石灰其製用上法揮發鹽升著鶴嘴内

此法精液揮發殆尽云

主治　外用治睫毛内刺内服治搐搦拘攣癱及子宮

病篆

鹿角精（和蘭名斯私出艇。法爾都阿滿羅甸遠必小私谷兒滌祉爾書）

鹿角 屑者適宜

右一味入石罎的兒篤、或以鐵製作者最勝（安蜡中、圖見下）、用炭火徐進其火、初滴者淡、承去之、更換
頻進其火、油鹽及精液混滴、其氣盡乃止。分油貯用之。
精液（可蒸餾、當用蒸露罐）撢發鹽升著兜內、乃取角石粉和、
用秘火法升煅（名鹿角揮發鹽者是也、升煅法見下）、其精液蒸餾二三回、
至無臭氣、取貯。

主治 外用治角膜曇暗、內服發汗、通小便、清血液、
諸般熱病及閉塞病等。

膽礬精（[illegible]）

膽礬者（翁加利亞產者九百錢）

右一味入（石或硝子）厲的兒篤上炭火（或砂火法）漸進其火一時半滴者名之弗列杌瑪（按寒液之義蓋謂無用液）承去之更進其火凡三時半白液滴（即精也）頻頻增進其火凡一日至火度極如此保持凡三日乃止下火候冷用其精液入箇爾否（當用砂火法）再蒸餾取清液貯（上好膽礬精是也）初厲的兒篤内埋滓名之髑髏礬取貯（暴別杌云止暴出血除息肉即此物細末雞子白和綿布敷貼患上）

主治　外用治諸般腐肉潰爛内服治胸中諸病暫留熱結石腎痛等病（服量自四滴至八滴他藥液和下）

硝石精（和蘭私咄般湑爾閉依　蘇刻達必力去私尼篤署謨）

硝石　九十六錢

白堊土　洗乾者細末　百九十二錢

右二味攪合，入石或硝子厲的兒篤，安爐中，用炭火或砂火，漸漸進其火，初弗列杌瑪滴承去之，更接大壜，漸次進其火，白色蒸氣鬱滯壜中，化爲清液也（郎精），頻頻增進其火，酸味盡乃止，取貯。

主治　外用，拔頑固贅肉，内服，止渴，通小便，碎結石。

治諸般熱病及閉塞病等證，服量自四滴至六滴，他藥液和下。

迷迭香精（和蘭廊私咄般落述首列貝羅　句謨必力去私羅術沃川溺謨）

迷迭香七十六錢（[illegible]者去白）

精製火酒七百六十八錢（製見火酒制部）

右二味，攪合浸一日夜，入蒸露罐，上炭火，從文至武，乃滴者滲成汁之，更接壜滴，次進其火，香竄清液滴，即精也，其氣盡乃止，取貯（原製[illegible]百家，今以[illegible]便）。

主治　外用治乏弱眼，內服治肝臟閉塞、白帶下及黃疸、經凉[illegible]、諸般閉塞病等。

拉分䏲羅精（[illegible]拉分䏲羅）

拉分䏲花（[illegible]者[illegible]七[illegible]錢去[illegible]）

精製火酒（[illegible]七[illegible]八[illegible]錢）

右一十八味如上法

主治　外用治黑障眼，內服治癰、癩、鬁、瘡、子宮衝逆、月經不行等。

○液劑部

鎮痛液　名護弗怛鎮痛液和蘭藥劑員　一名紙□酸膵消骨篤胝韃弗怛

罌粟油　一十錢即精也見上

精烈水、酒　七十錢　見火酒部製

右二味，先以□酒入瓶內，徐下罌粟油，密封，安置八下許度，以□露鑵用砂火法，從文至武，芳香清液滴即畢也。其氣甚少，取貯再接罏，一番增進其火，稀水混油滴

小頭名之月家目汁

主治外用治上瞼低垂瞳孔不定眉創黒點眼兩形

眼内服治攣急痺症諸般劇痛及呑酸嘈雜頭痛等

服量自二十滴至三十滴砂糖或清水和下

止痛液 和蘭 剌貲速低兒斂謨泊骨篤 羅甸 牢澤溺謨利屈乙須謨

即阿片液也 方見論劑部

○油劑部

小茴香油 和蘭 斡妸爾嘶里乙 羅甸 阿列屈謨欵尼古兒摩

小茴香 新搗者九十六錢

食鹽 八錢

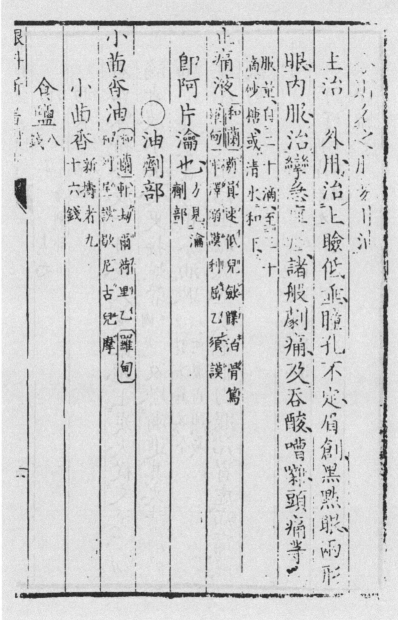

酒石四錢一方去之注在龠劑部

雨水五百七十六錢

右四味攪合浸一日夜入蒸露鑵上炭火從文至[illegible]初

滴者淡承去之更接蛇管圖見下及[illegible]漸進其火清[illegible]

油滴其氣盡乃止分油貯原製法省畧今以所製得補焉

主治外用治上瞼低垂及兎眼內服治胃虛疝痛[illegible]

氣病等

丁子油[illegible]

丁子新搗者九十六錢

食鹽八錢

酒石 四錢

雨水 五百七十六錢

右四味製如上法

主治外用治齒痛、內服治留飲、又頭腦疾、故治眩暈、

[illegible]

茴香油 [illegible]蘭[illegible]依[illegible] [illegible]列[illegible]謨里胡[illegible]

茴香 新者九十六錢

食鹽 八錢

酒石 四錢

雨水 五百七十六錢

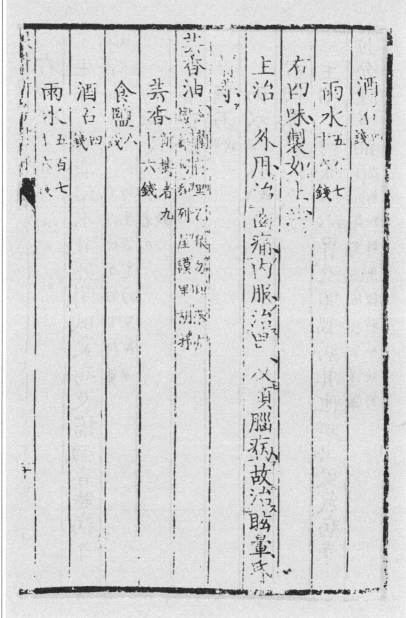

右四味[illegible]法

主治內服治水腫、經閉、風氣病、及搐搦、骨雖病等

枸櫞油（[illegible]一般疾的劉屢賁　和列厘謨愨的里厘謨）

枸櫞皮新拵者九十六錢

食鹽八錢

酒石四錢

雨水五百七十六錢

右四味製法[illegible]

主治內服治心胃及頭腦病其他蜘蛛風氣病等

拉分爾羅油（[illegible]尚[illegible]一般拉分爾羅　羅甸和列厘謨拉分述剌）

拉分牒雞花六錢 新書者今一錢未詳

食鹽八錢

酒石四錢

雨水五百十六錢七

右四味製如上法

主治內眼泄淚瀨淵子宮衝逆兼通月經催生

肉豆蔻油 [illegible] 蘭 [illegible] 雞甸 [illegible] 八 [illegible] 瀕 [illegible] 背 [illegible] 運 [illegible] 蛤 [illegible] 答 [illegible] 那 [illegible] 薊

肉豆蔻十六錢 新 [illegible]

酒石以錢食鹽八錢

雨水五百十六錢七

右四味製如上法。

主治内服，健胃，故能助消化，兼治風氣病。

甘松油 和蘭[illegible]羅甸[illegible]

甘松香 粗擣右九十六錢

溫湯 九百六十錢

右三味製如上法。泉製法清暑，今用上法。

主治外用，治有聤生亂紋。

百合浸油 和蘭[illegible]羅甸[illegible]

白百合花 新擣者百二十八錢

膽八油 三百二十錢 [illegible]代蘇油

右二味搗碎、入甕內、密封口、置煖所浸十四五日、取下、銚中、文火煮盡水氣、更加花少許、搾取油貯。

主治　外用、治硬結腫痛、及胸中病等。

蛤蟆減拉花浸油（和蘭荷理乙般蛤蟆減拉花，羅甸和列度蛤蟆兒剌）

蛤蟆減爾拉（粗搗者百一十八錢。就按、此物和名吟果壓、蒸首相類、然蛤蟆減拉並有吟果壓米無香、故未聽。蘭人曾於崎陽採苦蓿花、搏蛤蟆減爾拉而來、充之久矣、其理未詳、然往往有奏其功、則或可歟。）

膽八油（三百二十錢）

右二味、製如上法。

主治　外用、治硬結腫痛、或支節疼痛等。

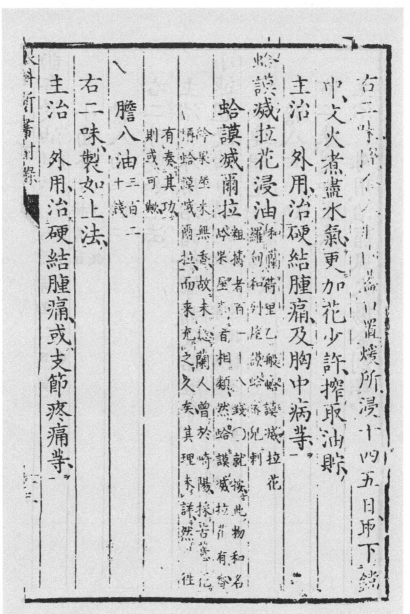

茴香浸油［和蘭］刹爾荷里乙［羅甸］和列屋謨歌尼古兒麻

小茴香 新擣者百二十八錢

膽八油 三百二十錢

右二味、製如上法、

主治 外用、治諸般攣痛、硬結腫等、

小連翹浸油［和蘭］荷里乙。般深篤陽私谷蓉亦出［羅甸］和列屋謨脩丕加告謨

小連翹花 新擣者百二十八錢

膽八油 三百二十錢

右二味、製如上法、

主治 外用、治痛風火傷、金創等、

雞卵油和蘭説赤荷里乙（雞卵）私列壓漢阿咋畧譯

雞卵連殼者數十枚

右水煮取其黃、石臼擣爛入鍋内、上文武火、頻頻攪合、

上面油沸之時、急取囊盛搾取貯、

主治　外用治諸瘡瘢痕疥癬禿瘡及乳頭手足破烈

金創、兼治諸般潰瘍疼痛等

琥珀油和蘭荷里（琥珀）湓私的爲羅甸私列密譯速胃失謁譯

琥珀黃或白色粗悴者三分量

砂洗乾者一分或二分量

右二味攪合入石或硝子屬的兒篤用砂火法漸次進

其火精液淨油滴其氣盡乃止下火冷定揮發鹽飛著

蠣的兒篤內共取貯

主治內服治癱瘓癇子宮衝逆兼開達諸般閉

能通月經利小便

篤薅油（和蘭荷里乙般的兒偏低貝羅甸和列屋謨的列實低乙那）

篤薅香

雨水（各適宜）

右二味攪合入銅蒸露鑵（用炭火或砂火法）漸次進其火水液

混油滴其氣盡乃止再入箇甑否用重湯法（法附下蒸餾）

分油貯（篤薅純油是也）

主治、外用治金創腫瘍、强神經、内服發汗利尿兼治攣閉、厥冷等、

粘稠油和蘭遝列乙謨尚里乙羅舶和列屑謨朮蛤逆謨莫

蜀葵根新採擣者三十二錢

謝亞俞印新採擣者八錢未詳和蘭有代葱白之說○

胡蘆巴仁

亞麻仁各新擣者十二錢

雨水適宜

右五味攪合浸一夜微火煮至粘滑搾去滓

亞涅乙失浸油代小茴香浸油

蛤謨滅爾拉浸油

百合浸油各九十六錢製見上

右三味、前粘汁和、更文火煮盡水氣取貯、

主治 外用、治諸般硬結腫、故能化膿、

蛤雅、抪的油羅甸和列屋漢蛤雅抪的嚩乙都云、此物東方諸洲、用樹葉所製取之油、而蛤

抪的者、其樹名也、或云、其樹的兒偏低員樹之一種、

主治 外用強壯神經、雖中所蔵之蕊其質稀薄、線、遏有香竄氣、

○香油劑部

蘇合香油和蘭按爾泄謨般達篤拉機私羅[illegible][illegible][illegible]撒摩速蛄巳刺古私

蘇合香三錢

篤耨油七錢製見油劑部

右二味、調匀貯、原缺分量、今以所製用、錄焉、

主治　外用、治眼瞼疫毒腫等證、

愈創香油（和蘭屋翁鐸）拔爾撒謨

小連翹浸油四十八錢製見油劑部

拂郎私酒代麥酒十二錢

右二味、入鍋内、上文火、頻頻攪合、盡酒氣、

兀謨謁列答十二錢○和蘭有代拔爾撒摩骨拯法之說

篤耨香十六錢

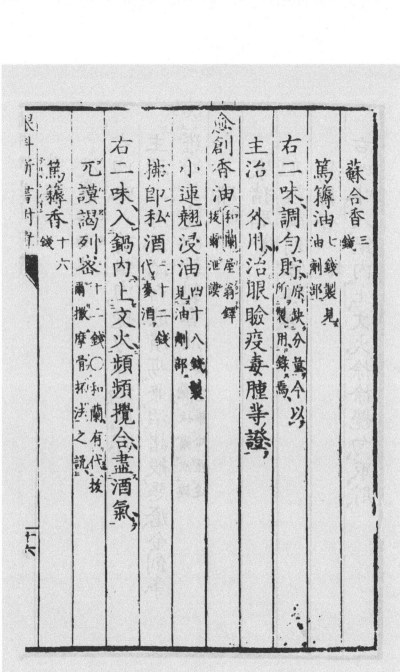

乳香

沒藥各極末四錢

右四味入前鍋內攪勻烊化取貯

主治外用治白膜潰瘍兼治諸般惡瘡金創等

空羅蛤屋述名人新製香油（和蘭拔爾泄謨般空羅蛤屋述）

羊脂十六錢

家猪脂八錢

兀謨謁列密註見上

篤耨香各十錢

右四味入鍋內上文火徐徐攪勻取貯

主治外用治眼球突出、兼治諸般潰瘍、金創等。

主於本油[illegible]

拉入膜羅油 製見剌那油

麻欲剌那油 麻欲剌那者、草名、和蘭方中用之甚多、然未詳、故今錄其形狀、以備考

撒郎賣云、此草有三種、其一名沸郎麻欲剌那、細小者也、其二名撒沸麻欲剌那、[illegible]巨大者也、其三名[illegible]麻欲剌那、謂其地[illegible]者也。其細小者、高一尺余、小白花梢頭為簇連、其[illegible]而圓、色灰白、實亦小、而紫褐、根細、鬚多。其巨大者[illegible]莖柔而閒、葉頗似石薄荷葉、而[illegible]其大也[illegible]小花梢頭為簇連、實小而[illegible]名紫褐、根長如[illegible]其[illegible]尼抑[illegible]者、似巨[illegible]小而綠[illegible]甚濁澤也、紫赤色、花梢頭為簇連、根堅、鬚多。三種共春生苗、三四月開花、五六月結子。

丁子油

枸櫞油二各二釐分

肉豆蔻油六分四釐各製見油劑部

吉亞噢乙油二十四滴未詳期再校

芸香油

琥珀油各製見油劑部

龍涎香各一分七釐

右九味調勻貯

主治 外用治黑障眼等證臨用每香油十滴加大八錢拔爾撒摩白蠟五

（ ）煎熬劑部

悉鳩烏答煎熬和蘭弗爾植吉貼亞綏的利急泄兒悉迦甲那抗羅甸語納達答料古兵

鵃烏答

悉鵃烏答 蕈葉共新採劉者適宜〇和蘭有三種或邦未詳或曰漢名芹葉鉤吻俗呼獲接利者其一種也然此類有毒慎妄用

右一味石臼搗爛搾取青汁入鍋内文火煎熬

主治内眼治眼瞼腫硬及内瘤固結腫角膜曇暗黑障眼緑眼等證

莨菪煎熬 和蘭弗爾植古䟡亞綫的列急泄兒前揑𥸷而𥸷革落乙篤羅甸謁紀速答刺古甚莫𥁞丁速

悉約其𢙣亞兒𦖋私

莨菪根 新採劉者適宜〇按此物與前𥸷𥸷而線華落乙篤其形狀大同小異而其效全同矣

右一味製如上法

主治內瘀治內翳眼綠眼等證禁妄用

烏頭煎熬（和蘭稱斯植吉跌亞紱的妙急泄兒艇喋伏爾　羅私多而的兒〔羅句〕謁紀迷答刺古丢莫亞吉丟說）

烏頭根（新採擣者）三十二錢

新汲水　百九十二錢

右二味攪合浸二三日搾取汁入鍋內文火煎熬（若然者）

（剉取乾者細剉溫湯浸八九日　搾取粘汁入鍋內文火煎熬）

主治內瘀治內翳眼黑障眼綠眼等證禁妄用

白頭翁煎熬（和蘭弗蘭損吉跌亞紱的列急泄兒喋伏　滑悉知耳禮〔羅句〕諸紀速答刺古丢莫　撒氏爾刺尼　巫利七私）

白頭翁根 新採擣者三十二錢

新汲水 百九十二錢

右二味製如上法

主治 内服治角膜曇暗瞳孔不定水腫眼内翳眼綠

眼等證

八

蛤速葛力羅列煎熬 和蘭弗爾植古路児斂的列 熬世児般牒蛤速葛力羅列

蛤速葛力羅列皮 細末四十八錢代解熱 皮和蘭名弗爾都技私多 育 布解熱

者熱技私多斋皮此物以有解熱之殊效以自

故以解字譯之爾一名技私多般白露非藥

技私多者即皮般斋助字之義白露者聖墨利

加州之一國名此即其國所産皮之義也羅甸名

機列幾那者稱其土名也路乙斯說其惹兒業斯

謨 烈亞惹兒業慕謨者我邦所産水邊

自生樹者其皮味苦而帶澁者爲良

精烈火酒 百四十四錢 製見酒劑部

新汲水 四百八十錢

右三味，先蛤速葛力羅列火酒浸二七日，加水文火煮一時許，去滓，更煎熬。

主治　內服，治黑障眼，兼治諸般徃來寒熱病等。

（灌劑部）

乳香灌 和蘭亞弗跕列吉泄兒瑪私低吉 速羅句越鮮貿空瑪私低吉那

乳香 細末 八錢

精烈火酒 九十六錢 製見酒劑部

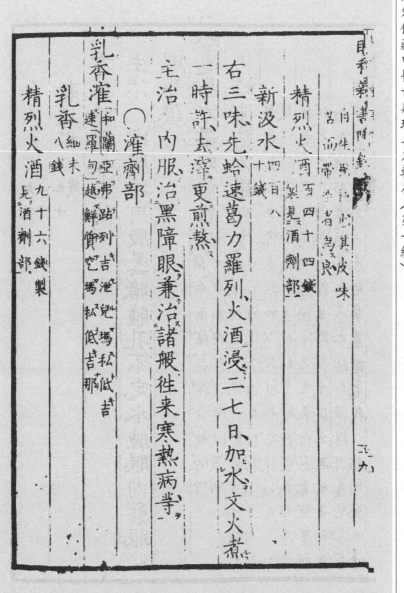

右二味攪合入磁器盞口浸漬八九日去滓貯

主治外用治淚管癭内服治諸般閉塞病

没藥濯（和蘭亞弗貼列吉泄兒般家禮羅甸越鮮質㕶滅拉）

没藥（細末十六錢）

精烈火酒（九十六錢）

右二味製如上法

主治如前方

龍骨木脂濯（和蘭亞弗貼列吉泄兒般傑摩訶那数謨羅甸越鮮質㕶摩訶平闢）

龍骨木脂（新鮮者四錢）

精烈火酒（九十六錢）

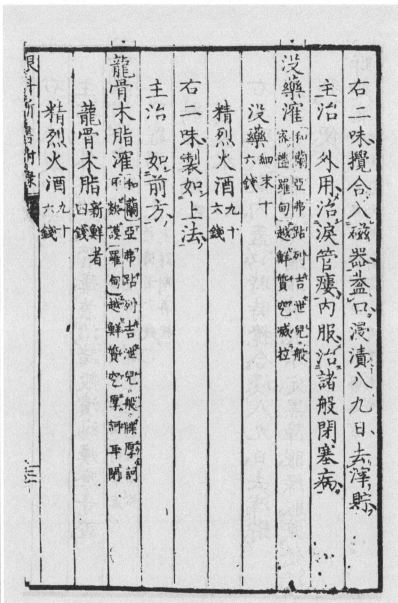

右二味製如上法

主治外用治淚管瘻兼治諸般潰瘍瘻瘡等證

空羅溺蛤灌和蘭亞佛路列吉世兒牒法爾革落乙篤部儻面羅甸越鮮質空空羅溺蛤

空羅溺蛤花新擣者六錢〇未詳期再校

精烈火酒八錢

新汲水九十六錢

右三味入瓶內蓋口時時攪合浸八九日去滓貯

主治內服治疼痛眼瞳孔不定黑障眼綠眼兼發

利小便

野麴灌和蘭亞佛路列吉世兒般爵冷布野私羅甸越鮮質空苛落弱蛤

野𪍿亞葉共新𫍤者○和蘭𮋷泠布里私吉私其一我邦法媽篤剌諾沃花戶郎呼杜屋闌乙覽者是也清俗名之野𪍿

精烈火酒各十六錢

新汲水九十六錢

右三味製如上法

主治外用治淚囊蓄水腫淚管瘻等證

○淪劑部就按羅甸稱越鮮質空者但謂其物料浸漬液稱下古烏兒者謂其浸漬至於色液今譯越鮮質空為浴譯古夫兒為淪其劑但以浸染為色與不為為異耳

阿片淪和蘭亞弗𠹭爾波泄兒般哥屋爾羅甸亍古烏兒私必屋謨

阿片精製者三十二錢

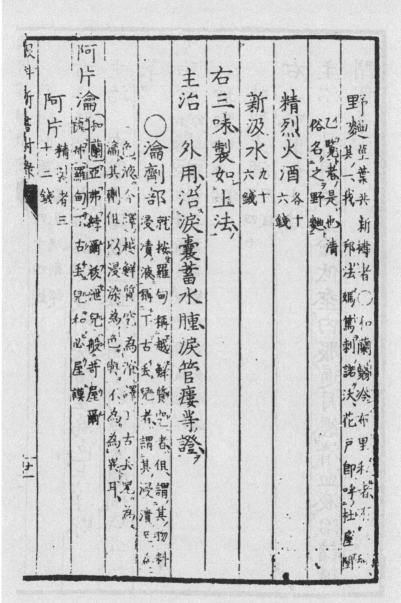

精烈火酒百四十四錢製見酒劑部

右二味調和入磁器安暖所浸漬至為色赤淬貯

主治　內服治諸般出血疼痛下利眩暈癲癎熾盛

等。

琥珀論和蘭亞弗縛斷被泄兒艘核淪私的焉羅甸頂古丟兒私古失溺謨

琥珀細末者三十二錢

精烈火酒百四十四錢

右二味製如上法

主治　外用治上瞼低垂內服通月經清血液治諸般

閉塞等。

芜菁瀹（和蘭亞弗絟爾被泄兒般速蕃泄杏毘倭羅句乃古去兒窣託刺慄私）

芜菁　細末八分　代蓴上亭長

酒石鹽　細末一分二釐○和蘭名剌印私的爲索篤者蒲萄酒石鹽之義也故對譯云蒲萄酒石者蒲萄酒中鹽氣塗壜凝結成者是也此物燒夫水内攪勻瀝取水煎熬爲塩者即酒石塩也獻育聞和蘭醫人列的吉於蒼陽偶缺此物則取乾蒲萄實及莖葉燒灰水内攪勻瀝取水入鍋内煎熬取其塩代之其効同云雖未試或可然

精烈火酒　七十二錢

右三味製如上法　原缺二分蔓今以所製用錄焉

主治内服治黑障眼是冷諸般惡液從小便除去之劑也禁妄用

（　）酒劑部

精烈火酒〔羅甸〕速必加舌私比尼列里低非加舌私

火酒百九十二錢

右一味入蒸露罐當接蛇管上文火取滴露三分之二貯

龍腦酒〔和蘭〕榙謨剔兒蒲郎鐸勿印〔羅〕甸速必加舌私比尼干拂剌

龍腦極末二錢

精烈火酒九十六錢

右二味入硝子壜固封浸八九日去滓貯

主治　外用治膿眼乏弱眼斜視眼其他涵鉛醋同効

（　）斂劑部

玫瑰蜜【和蘭】蘿先訶寧杷【羅甸】緘兒落斯署謨

玫瑰花乾者九十六錢

煉蜜二百八十八錢

新汲水適宜

右三味先玫瑰汲水浸漬煮去滓入蜜更煮盡水氣取貯。

主治　外用治白膜及角膜潰瘍内服治諸般熾盛熱等。

○糖劑部

悉鳩烏答糖【和蘭】知馬古湿兒浪[illegible]地耳鄰杷【羅甸】工湿兒否悉[illegible]等答

悉鳩烏答菫葉共采擣者九十六錢〇註見上

白砂糖二百八十八錢

右二味先悉鳩烏答石臼擣爛下砂糖調和貯

主治　內服治白膜潰瘍眼膠瘀腫眼半證禁妄用

接骨木花糖和蘭知馬古泄兒般牒弗呈爾蒲僂漢羅甸工泄兒否綏都耳蕃朮惡私

接骨木花新採者九十六錢

白砂糖二百八十八錢

右二味製如上法

主治　內服治黑障眼兼治心志沈重子宮病大便祕

硬𢊬

○煉劑部

罌粟煉（和蘭舍利別般首安爵扁 羅甸舍爾蔑爾私寔亞告社）

白罌粟球 新剉者九十六錢

白砂糖 二百四十錢

新汲水 適宜

右三味先罌粟汲水浸一日夜入鍋内文火煮減半去滓下砂糖更煮盡水氣取貯

主治 内服治燉腫眼内翳眼兼治不寐諸痛欬嗽血等

○膏劑部

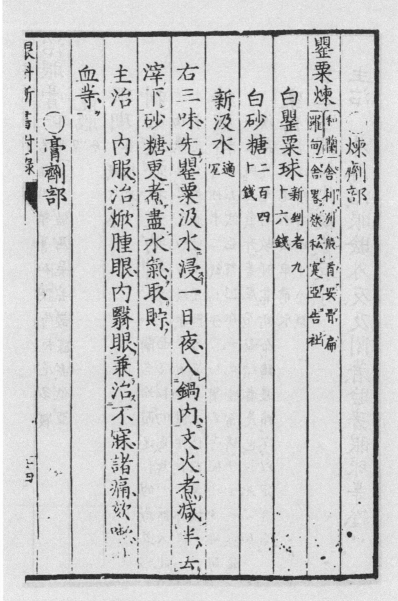

治眼膏 一名鑄爐精膏（和蘭）荷扒尼多歡耳弗（羅甸）𡈼屈爾私謨牒吉低亞

龍腦 四分

珊瑚 一錢八分 各極末

刺必速蛤拉米納利私 和蘭名蛤而迷私的歇𠀋都，拉面紗私的騾縛乙都不乱 物礦屬，其色白黃微赤，土氣多，就我邦從来充石所產坊間無名異者，未詳，期再校

鑄爐精 各極末二錢八分（和蘭名荷扒尼多歡耳弗，羅甸名私低亞縛乙都，此物當鑄鍮石之時，其氣升著屋而凝結者是也。和此品，漢無可充名，故師常新命鑄爐精之，以定其名

家猪脂 攻塊水或車前水浴解者四十八錢

右五味，調和作軟膏，取貯。

主治 外用，治眼瞼外反及閉著、瞼著眼球等證。

脂液膏 羅甸壹木普拉速篤累謨咲 摧欲累謨失莫布禮及私

粘綢油 二百八十八錢 製見油劑部

金密陀僧 極末百四十四錢

右二味入鍋内上文火徐徐攪合作硬膏取貯

主治 外用治眼瞼麥粒腫及外反大眥潰瘍等證

水銀膏 羅甸名神木膏和蘭骨了吉穀耳弗 羅甸溫屈晏岳謨減利甭累私

水銀 九十六錢

篤籌香 四錢

家猪脂 二百八十八錢

右三味先取猪脂入鍋内文火煮烊解納篤籌香攪合

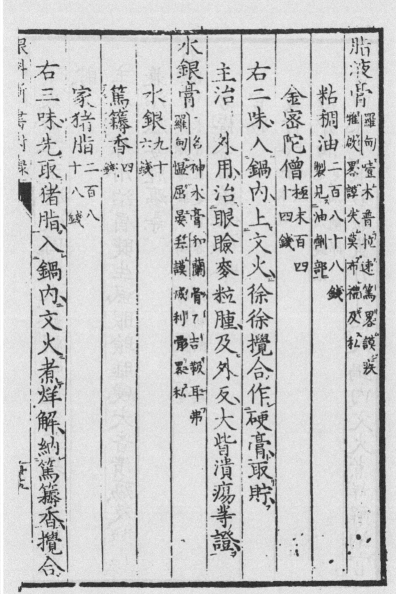

下火去滓，至將凝固，納水銀，頻頻攪匀，不見星為度，取貯。

主治：外用治眉睫生虱，眼瞼腫硬，大眥潰瘍，及臁[illegible]，兼治癧毒腫瘍等。

石鹼膏 和蘭謝沸布屬私的兒羅甸噎朮普拉迭篤畧謨涓剝納𥑮謨

匆搦茶石鹼 代石鹼 二錢八分

官粉

黃丹 各搋末 四十八錢

雞卵油 見油劑部 九十六錢製

右四味，先取石鹼、黃丹、卵油，入鍋内，文火煮烊解，納官

粉徐徐攪勻作硬膏取貯

主治　外用治眼瞼糊瘤及疱腫大眥膿瘍等證

發泡膏 一名光青膏[和蘭]蒲拳爾跕列建蝶布屬私的兒[羅甸]哥失蛤篤冪謨

光青 細末自五分至一錢今代葛上亭長

化膿膏 八錢方見下

右二味調和貯 [圜]類方多又以下有用光青和軟膏之方近新製此方驗之其效最勝哉今錄焉

主治　貼顱顬或項等治上瞼低垂淚管瘺角膜潰瘍

或曇暗淚出不止水腫眼瞼腫眼疼痛眼內翳眼黑障

眼眼瞼等證其他効用極多

緩發泡膏 [和蘭]洪羅弗蒲拳爾跕列建蝶布屬私的兒[羅甸]泄密哥失蛤篤冪謨

和蘭名法羅弗蒲舉爾跕列建牒布屬私的兒者半發泡膏之義也蓋發泡膏而其力緩者也故譯云緩發泡膏見古郎發泡膏方中芫菁減量適宜

主治 貼發泡膏之後欲漸漸取惡液者總用之

化膿膏 和蘭哥寧把列乙勃觀爾弗羅 句價屈晏丢謨拔疾加骨愕謨

黃蠟

列失納 和蘭名法爾私是草木脂液之稱也故稱其列失納者極多又有以單稱列失納者為[illegible]骨悉瑪迦爾私必機之説此亦未見其品則[illegible]何脂也姑錄期再考壽人從来以列失納為[illegible]蓋以所曾親聞彼人充之者予此雖未詳其當[illegible]本方中用松脂亦或可乎有性温化膿之効也

番瀝青 冬四十八錢

膽八油 一二錢 或代麻油

右四味先黃蠟膽八油入鍋內文火煮烊解下列失納

瀝青頻攪合去滓作軟膏取貯

主治外用治眼瞼雹膧又貼諸般腫瘍化膿之劑也

蜀葵膏 和蘭匪莫秘爾弗羅 剜爐屈爰兵謨空兒扌

粘稠油 百九十二錢 製見油劑部

黃蠟 八十四錢

列失納 二十四錢 註見上

篤籌脊 十二錢

右四味先粘稠油黃蠟列失納入鍋內文火煮烊解下

篤籌香頻頻攪合作軟膏取貯

主治外用治眼瞼外及其他外敷緩攣急解固結兼

有化膿之効

黄龍膏（和蘭丕雅捌爾讀布爾私的兒羅句 波斯布刺私篤累讀疾雅捌爾孽）

金密陀僧（極末）

膽八油

家猪脂（各二百八十八錢）

雨水（適宜）

右四味先密陀僧膽八油雨水入鍋內上文火徐徐

匀盡水氣下猪脂更煮作硬膏取貯

主治外用治淚管瘻、其他外敷治膿瘍、金創、漏瘡諸般疼痛等。

赤明膏 和蘭蘿喋義札殼蕭非 羅甸爐屁 爰其謨和幾侖斡列墨蒲墨謨

鑄爐精 八錢 註見上

血石 三分二 羅甸名刺必速法蘇低的私、和蘭名蒲傑鐸私的爲、即血石之義也。故對譯云爾。其說云、此物以施血證、有奇驗。而所稱之名也。因舶齎來品、俗間呼做蛤納那兒者、即是也。蘭吶摘未何許說、俟參考。

蘆薈 二分

眞珠 六釐四毛 各極末

蝮蛇脂 適宜 或代鰻鱺脂亦良

眼科新書附録 廿八

右五味調匀作軟膏取貯

主治　外用治角膜曇暗其他外敷治金創出血疼痛

癥毒漏瘡等

答蛤苜蛤膏（和蘭布爾私的兒　羅甸答蛤苜蛤）

縛乙都云答蛤苜蛤者亞墨里加洲所産之一種樹脂也答蛤苜蛤原其樹名此脂甚有温煖疏解且止痛之効故胃痛腸痛諸般疼痛貼其部而治之不令亡云如齒痛他軟膏和貼耳後而治之或火燒令其焦爛

良（就按以其脂直稱膏者謬）

（一）製煉劑部

金黄盔的謨[illegible]

盔的謨溺色黒且軟[illegible]之有細[illegible]而清潔者最[illegible]

醫方範第二編有詳説於[illegible]。於羽州金坑中掘之，其埋與舶来品同。

焇硝九十六錢入瓦盆覆蓋上炭火候烊化用柳枝[illegible]炭末二撮抹上面更覆蓋炭末燒失為度下火[illegible]

冷定研末用

右二味熱湯[適宜]内攪合絹濾入鍋内煮盡水氣取入磁器安火上頻頻攪勻一味下火候冷研末石灰水[illegible]

製眼部下内攪武火煎待變赤色液下火冷定用米[illegible]許點滴上面赤色盔的謨溺沈著器底取收再用其上液石灰水内攪武火煎用米酢取盔的謨[illegible]

而其液赤色盡乃去之用赤色盞的護溺清水[illegible]攪冷
定傾去上水如此數次而硫氣盡乃止日乾取貯
主治　内服治眼臉澁刺黑障眼兼治瘡骨痛淋[illegible]狀
腫癩癩疫瘧及諸般熱病等證服量自二釐四釐一錢四分砂糖和白湯一[illegible]
吐酒石和蘭蒲斜蚧絃自私的斯羅匃試蜀試畧連謌械低読私
酒石十二錢註見上
減打兒泊夫藍八錢見下製
右二味共研末清水五合内攪安火上至上面結[illegible]
煎過三時許下火紙濾入硝子器安冷所經[illegible]則小[illegible]
結芒是吐酒石取貯

主治外用治角膜翳障内服上泄胃中粘液汚物故開進内酷厲液發鬱悶兼治瘧疾癲癇等病服量自二釐至一分酒或醋液和下

滅打兒泊夫藍和蘭滅捎兒泊夫藍羅甸告羅骨私斯託爾落罵謨

盎的謨溺上註見

焰硝各極末等分

右二味先空鍋炭火燒赤下藥末以鐵箆燒赤者頻頻攪合候藥末燒變泊夫藍色下火熱湯内攪勻澄清去上水數次如此定其味淡取日乾貯

主治吐酒石同効而其力猛烈此物一分五釐以葡萄酒十六錢浸二宿

紙濾分用

酪肰盎的謨溺（和蘭斯石達刺私碁的兒[illegible]謨盎的謨溺）

盎的謨溺上註見

升汞丹（各半分製見下○一方煅製盎的謨溺九十六錢升汞丹二百五十六錢）

右二味研極末入石或硝子大精厲的兒篤用砂火法（否則不用砂火）漸次增進其火白色粘滑如牛酪液滴（即是也）此液易凝固（著厲的兒篤頸內）而難滴故別用炭火護其外則不[illegible]固而滴

主治　外用治眼瞼外反淚管瘻白膜顆肉胬膜[illegible]睛及污點翅翳蒲萄腫潰瘍肉粒其他眼球或蒲萄膜突

出，兼治瘍瘡、粟脫瘡、惡性潰瘍等病，禁妄用。

硇石 和蘭背兒湘私的驚羅甸 拉必達思背兒那里私

純銀 屑者一錢

硝石精 三十二錢 見精劑部 製

右二味，先硝石精入硝子盂，徐下銀，用砂火法蒸散三分之二，直入瓦盆上，炭火漸進，其火粘滑至如油，然置中，必凝固，取出入硝子器，密封貯。

主治 外用，治睫毛內刺眼瞼，雹腫及外反，角膜翳睛或汚點、翅翳、潰瘍、淚管瘻，其他外點，拔諸般頑固瘜肉、疣瘊等之劑也，禁妄用。

明和新編……

解結鹽（和蘭……鹽，或解結酒石。和蘭翁鐸頻蠹把列。伊拉的烏羅甸記蘭語累私索署弼里諾）

酒石（六十四錢）

酒石鹽（三十二錢，各極末）

雨水（二百八十八錢）

右三味調和，炭火煎沸，絹濾去滓，更煎盡水氣，乃為鹽

取貯

主治內服，治黑障眼、焮腫眼，兼治諸般閉塞病。

異効鹽（和蘭亞翁牒兒索里篤，羅甸稱兒窓拉弼列）

鹽精滓（即蒸餾食鹽取精之滓也。其製食鹽炒者一百錢，白堊土煆者四百錢，研末，入爐的實篤

上炭火蒸餾而平其氣之盡，自門精沙內服止瀉，驅淋，不防腐敗，治熾盛熱，外用治諸般瘡瘍）

温湯 各適宜

右二味攪勻烊化濾過去滓入鍋内文火煮至如泥安冷所待凝固取貯

主治内眼治角膜曇暗黒障眼等證

青金糖（和蘭蘆鐸秦乙胡兒 羅甸殺骨蛤蠁謨殺丢兒尼）

鉛丹 或用官粉

蒸露醋 各適宜製見醋劑部

右二味入瓶内安煖所時時攪勻數日至其醋變甘澄定取上醋濾過入鍋内微火煎待面結膜下火消冷所候凝固取乾用其餘液再微火煎如始凝固日乾共貯用鉛

眼科新書附録　三十七

廾九十六錢取槐百四十四錢為製之至要此物欲清淨再研極末下露醋其製用法至如氷雪者為貳

主治 外用治眼膨燃腫眼兼治他打撲青浙燃腫殺虱

升汞丹 一名劇汞丹和蘭悪揄刧匪哥兒嫩天隊骨乙機羅甸熾里骨器私須部利首去私

水銀 十二錢

猛烈水 二十四錢 見水劑部

食鹽 二十六錢

右三味先猛烈水入磁器徐下水銀用砂火法盡水氣下火納食鹽研極末入硝子盂藥實至半覆盂蓋泥封濟更用砂火法漸次增進其火升煅凡二時下火候冷

取貯[illegible]其精者[illegible]作白色透明可愛如原製[illegible]以所製滓補充[illegible]者銀[illegible]以[illegible]盂[illegible]

水銀膽礬二[illegible]錢火水銀硝石膽礬共研末[illegible]食塩[illegible]至不見星取入硝子盂升煅如上法[illegible]分去[illegible]

主治　外用或內服治眼瞼爛刺白膜潰瘍角膜暈瞭

及潰瘍其他治黴毒殺蟲禁妄用

汞丹　和蘭斯的骨乙幾羅句　滅里骨爾松撥[illegible]失選

升汞丹　六十四錢

水銀　四十八錢

右二味共研末至不見星入硝子盂用砂火法升煅如

上法更研末升煅二三次取貯　其[illegible]八九次[illegible]向[illegible]　之漢那偶定罨[illegible]背[illegible]

松戎[illegible]蒸[illegible]此[illegible]力[illegible]之[illegible]小兒治遺毒諸證服量自二釐二至四釐八分他藥末和爲丸白湯下

主治外用或內服，治眼瞼澁刺、及腫硬、角膜瞖暗、黑障眼、瞇瞙眼、綠眼，其他升汞丹略同，故其用極多。

赤汞丹 拉蘿牒腊堅兒棄布落乑天宮乙機 翁甸斌里骨累私撝兒失不累別耳

水銀 八錢

猛烈水 十六錢

右二味，先猛烈水入硝子盆，徐下水銀，則自發火力沸騰融解，更用砂火法盡水氣，變赤色為度，取貯。

主治 外用，治眼瞼澁刺、及外皮、眼眵、角膜瞖暗、黑

瀰毒、漏瘡、息肉、疥癬等。

黑汞丹 和蘭機失兒奇甲撲爾羅 甸汽葉私和私器浬剌列

水銀

硫黄細末各等分

右二味調匀入瓦盆上炭火頻頻攪合至不見星

再攪候為黑塊取末貯

主治　内服治角膜翳晴眼眵爛腫眼兼殺蟲為微利

眼科新書附錄終

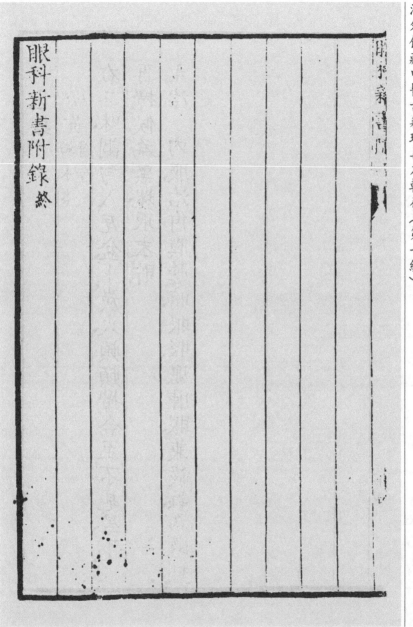

製煉器圖說

（一）蒸露鑵（和蘭撲私坪蘭 濮爾卑密欸兒）

凡藥物可和水液而蒸餾者用此器其法先取藥物洗條治入鑵內其量三分至其一二乃安爐上以兜牟蓋之以蛇管接之承以壜依法煮之則蒸氣衝兜牟即化為水而治兜牟下以注滿出濁濁經蛇管入壜中兜牟上蒸室處蓄冷水以濕之此為蒸氣升遇冷則易化水也看其精粹滴盡乃止之是其法也

（二）蛇管（和蘭私蘭哈）

此以錫或鉛或銅所作之蛇形管而有屈曲或直行者安

之槽[小]上口貫槽而接鶴嘴下亦貫槽而接壜槽内盛
冷水穿槽底小孔時換冷水按此器為用諸般藥氣得溫
熱則易發揮蒸散故令餾液一經此中乃冷定而入壜也
此為令其氣無發揮蒸散也

○箇爾否

和蘭名箇爾否者是又一種蒸餾器而蓋用砂火法重湯
法等而蒸餾者用此器即蓋以兜牟蒸餾之如前其製作
未有可比者故稱其原名以示其真彼邦作此器從
料之宜而用石或硝子銅等

○鷹的兒篤

此亦一種蒸餾器而不和水液而瀝出自己所有之液若
多用此器是亦從其物料之宜而以石或硝子鐵等作之

○砂火法（和蘭算鐸比有兒）

其法盛器內乾砂埋藥器於其中與器內盛藥之淺深相
等而安諸火上如法進火器底熱則砂熱而徹藥器以成
其用按此法為用是為令火力徐徐徹藥氣亦徐徐瀝出
且無損其器以全其製也

○重湯法（和蘭外爾謨把典）

外爾謨把典者浴湯之義而為此法之名者蓋轉用之意
乎其法盛罐內水安箇爾否於其中以蓋覆之蓋中有孔

箇爾之頸出焉塞其罅隙可以無令湯氣外發若湯氣外發則令其沸力弱也乃蓋以兜牟安諸火上如法進火湯沸則徹箇爾否以爲其用其事雖異其理即與漢人所謂重湯煎同按此法爲用不堪直得火力者用砂火法不堪用砂火法者用此法譬如薄荷其氣輕走直得火力則其氣暴發難以得其精又如篤耨香其質粘著直得火亦則其粗滓渣濁共混汁難以分其粹等是也又有器宜沸湯煎令以蒸升等之法凡煎煉蒸餾諸法其各從宜別製可以知焉耳

（一）升煅法 和蘭阿布 葉眺寒

藥物入器内其量三分至其一二覆蓋泥封用砂火法煅之即如升汞丹製法是也

○沈煉法（和蘭臘垔私伽泄天）

藥物入器内是亦三分至其一二不蓋封直用砂火法煉之即如赤汞丹製法是也

○火度法（和蘭哈刺鐸）

用火之緩急各有度録中微云文云武云文武云徐徐云漸次云頻頻云以示其度學者宜用意焉

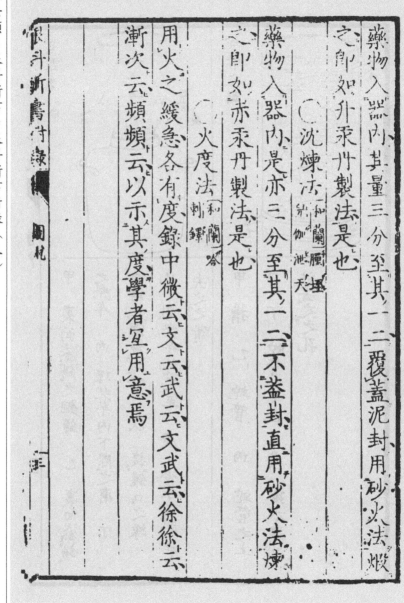

蒸露罐之圖

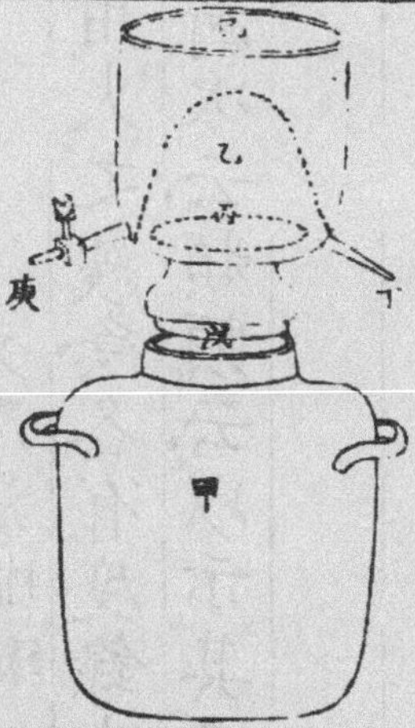

蛇管之圖

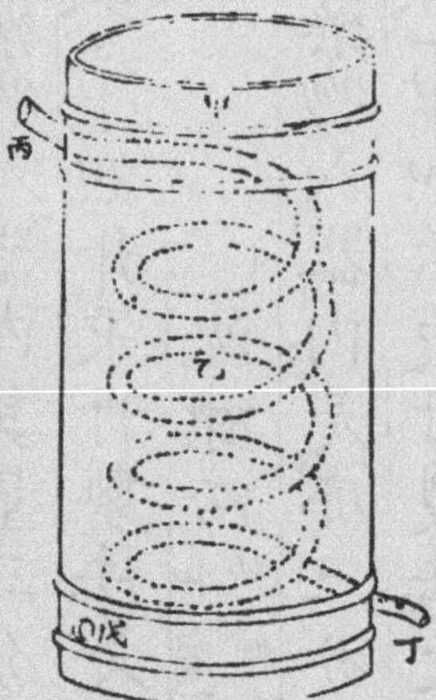

甲 裹面鍍錫之銅罐 乙 裹面鍍錫之兜牟 丙 環兜牟內下際之溝 丁 自溝注餾液之嘴 戊 接罐口之緣 己 圍兜牟外之室 庚 冷水溫則注去之之嘴

甲 槽 乙 蛇管 丙 蛇管之上口 丁 蛇管之下口 戊 冷水溫則注去之之孔

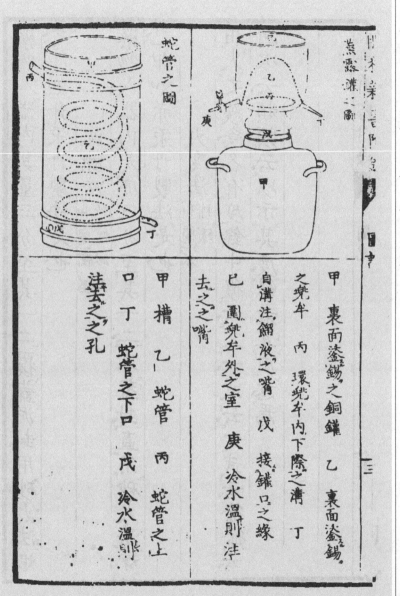

箇爾否及兜牟之圖

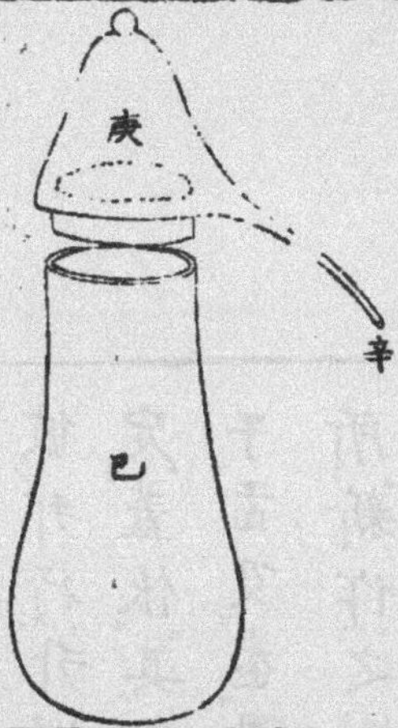

厲的兒篤圖

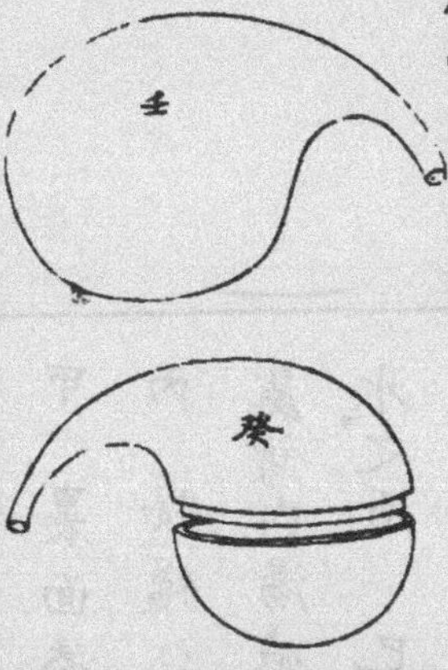

巳　硝子或銅之箇爾否

庚　硝子或銅之兜牟

辛　注鎦液之鶴嘴

壬　石或硝子之厲的兒篤

癸　自半腹判為蓋之厲的兒篤

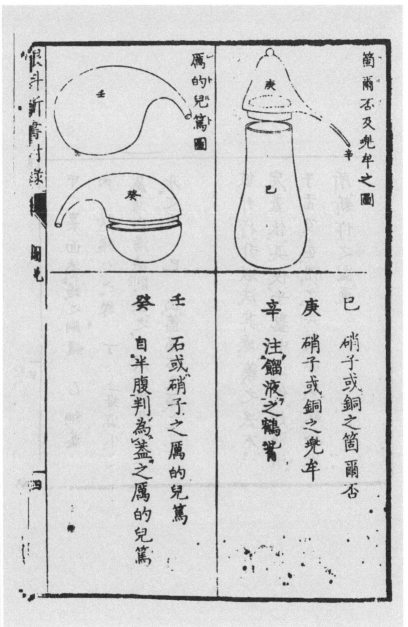

甲 裏面鍍錫之銅罐 乙 銅蓋
丙 接罐口之緣 丁 上緣盛水之
處罐內湯減則注之 戊 從蓋上注
水之孔 己 出箇爾否之頸之孔

彼邦行升煆法其盛藥之器不一
定蓋依其便乎塾中近作如圖俏
予盂及蓋用之其製亦成故今擧
所新作之圖爾

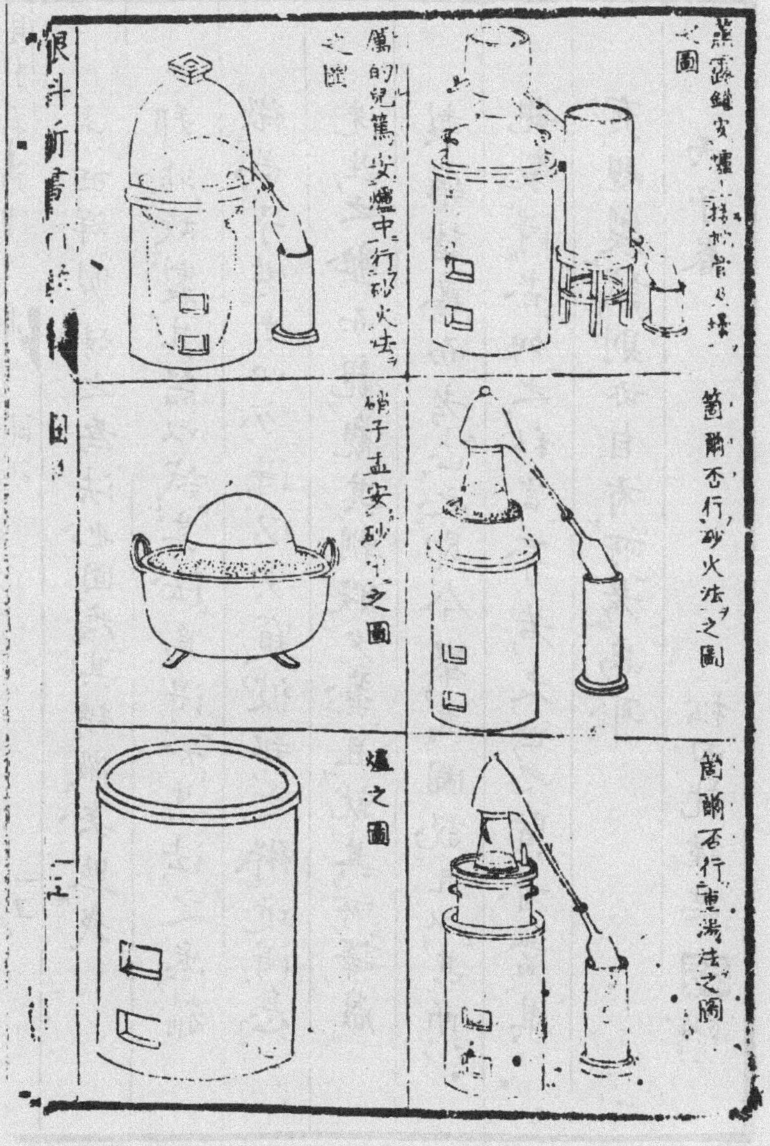
蒸露鑵安爐上接拔胄又爐之圖
葛爾否行砂火法之圖
葛爾否行重湯法之圖
鏤的兒篤安爐中行砂火法之圖
硝子盂安砂中之圖
爐之圖
眼科新書
圖
十三

夫西洋製煉之為法也固極其精微矣然我
邦非故製其器以試其法焉得知其法之悉精
微哉予游乎四方得以少窺彼邦之術近得息
先生之塾而親觀其朝暇夕蒸且就其所譯藏
製藥諸書而考之即今舉其圖説且以其所
親製得者加之私言耳若夫世之賢者當其
有親製試則亦自有所考焉耶

丙子春

松田就謹誌

眼科新書附録跋

夫天成地平有物焉有事焉聖人出而道生焉仁義
禮樂亡論耳至彼工藝技術靡弗皆悉有其道也獨
醫之為道人之生死存亡係焉可謂不重哉故不可
不廣脩而遠備以應不急者也嗚乎醫之道亦難矣
哉其始撻嘗百藥雖邈矣其聖可仰焉次之辨陰陽
論五行雖迂矣其理可思焉又次之見垣一方而洞
視人蔵府雖怪矣其術可稽焉時傑代出方論致博

雖混矣其良可擇爲艸野之方雖鄙矣其奇可采爲
既其如是擇爲採其可採蓋廣脩遠備之方哉今之
爲醫者内科外科將婦幼眼口科各守其科以爲業
然而有君子醫爲有小人醫爲廣脩遠備志恒在應
人急者是所謂君子醫也固承家技面牆自安視泄
疾疵則公然不與爲者其志唯在重糈是所謂小人
醫也蓋聞蘭人爲學以數理精密爲主且也不獨其
身就事々物々而究盡之以致發明也人々世々相

承以逾益究盡之發明之是以天經地緯之數利用厚生之理機巧微妙之工天下萬國無出其右者也故其於醫亦不獨其身就症々因々而究盡之以致發明也人々世々相承以逾益究盡之發明之是以藥品諸具之奇煆煉製造之巧外科手術之妙天下萬國亦無出其右者也且彼術一以解剖為宗原蓋先務者弗啻知其常以應其變之用心亦或將與彼洞視人藏府者頡頏乎杉田先生蓋有所取乎此摩

講和蘭之學譯行解體之說及瘍醫新書等又嘗試諸治療三四十年不亦廣脩遠備之君子醫也李子錦腸立卿克紹其學與余為莫逆曩者譯述眼科新書[illegible]之但其書不具載方劑謂概畧方劑非醫家要因期後述然而應来蘇之汲汲日弗暇給焉門下有松田生乃請代而輯錄之立卿許之即令訴帳中所譯藏和蘭諸書而考索之於是松田生日夜就爲凝思注目彼稽此索且經立卿之檢閱而成其業

命剞劂而又投余令以與閲焉余　覽卒卷而喟然
嘆立卿之自其大人及令兄相承以逾益廣脩遠備
之與松田生之榮克輔其仁嗟乎余雖不知蘭也何
獲不與其室而薰其臭哉因以此言題卷末云
文化丙子季春上澣

江都　惠山　岩松良碩義則　撰

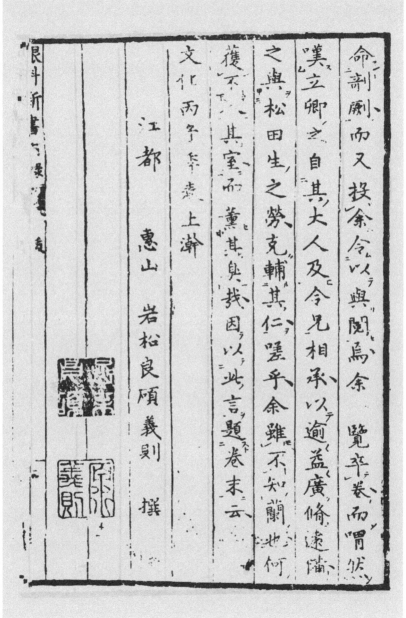

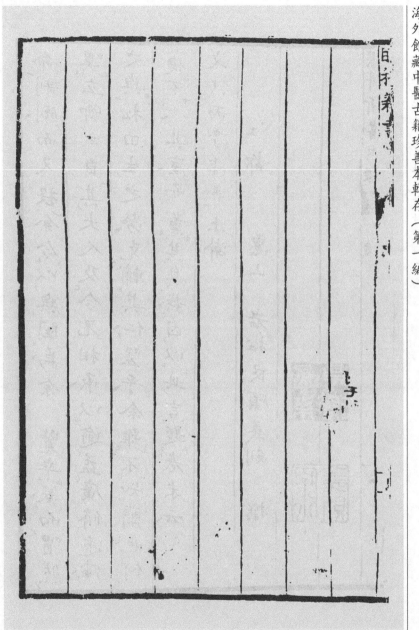

韻府一隅

平之部四冊
仄之部六冊　全十冊

吳顥蔣莊輯　薄葉本
乾齋先生校

平聲　冊
仄聲　冊
全　冊

○薄葉ズリノ便利簡要
懷旅行等ニ袖中ニ收メ巾箱ニ
ナリ又紙ハ固ヨリ堅滑ナルハ文房ノ
此書ノ如キハ薄葉ズリヲ以テ絶品トス

此書ハ佩文韻府ノ成テ簡約トナストイヘドモ其編ハ處ハ他書ヲ以テ補ヒ
文時令山河花鳥礼樂刑政性情文學及ヒ草木禽獸服飾器用
至ルマデ苟モ文章ニ顯シ詩句ニ成リ筆力ノ及フ處盡ク捜羅セサルコトナシ
韻書アツテ今ニ至ルマデ千有余年其ハ大成ヲ集メ亦其節約ノ擧簡便
詳此編ノゴトク全備セシハ未ダコレアラズ詩ヲ作リ文ヲ屬スルモノ句ヲ練
章ヲ命スルニ一日モ几案ノ上ニ置カズンバ有ベカラズ特ニ詩文書ノミニアラズ國學ナリ且書家
画工或ハ連誹家ノ熟字ヲ捜リ故實ヲ求ルモノ此ヲ得ザルコトナシ故ニ此
合テ十有六巻トナス實ニ風流才子ノ片時

詩韻珠璣

琴臺先生校　全部弐冊

此書ハ清ノ余照春亭ノ編輯スル處ナリ佩文韻府ヲ以原本トシ其他他書ヲ以補ヒ字書韻書ハ勿論事文類聚藝文類聚淵鑑類函格致鏡原等ノ類書ニ至ルマデ典語故事ヲ記シ且韻礎次ニ韻字ヲ首ニ冠ラシム韻ニ東紅東東ナレハ通例モ韻礎次ニ其東ノ字ヲ首ニ冠ラシム故ニ東坡東海東方朔等ノ類古字七字ニ典ヲ次ス如此韻字ヲ分テ求ニ東字ヲ要トス載ル處經史ヲ集メ盡ヲ不備トスル事ナシ韻ヲ持ノ熟シ字故事ヲ求ルニ自在ヲ韻書ノ宗ナリ綱ニ韻府ニ偶ヲ鍛タルモノ方信アリ文章ハ雖然間々又モルヽモノアリ其漏ルヽ処ハ此書ニ依ル此書ニ省クモノハ偶ニ載ス然ハ此編ヲ以テ東輪ニ一ノ雅翼ノ如キトシ二書共備ルトキハ佩文韻府ナキヲ憾トスルニタラズ豈况ヤ他ルニ及ハンヤ實ニ風流ノ才子國學ノ書画連誹家ニ至ルマデ各其志アル霽雪曉夜酒筵賀宴遊覧ノ場ニモ一刻モ袖中ヲ欠ベカラザル珍書ナリ

浪華書肆

心齋橋博労町角

河内屋茂兵衛

新刻 增補 萬代早引節用集大成 全一冊

節用集は諸本數板ありて世に便利なる事を競ふ物なれども[illegible]

文字不足なりて漏る者撤雜あり遺漏少からず此書は宮田先生[illegible]

功を積て其不足雅俗の文字を輯録し尚諸人日用の重宝なる品を増補し

新板大成とし傚諸君明若上覧し以高覧を待のみ 希 自己

浦業揭出來仕居候間御求可被下候

增修 續王代一覽 正篇 廿五冊 初編 十冊

此書は人皇百六代後陽成院天正十五年より百九代後光明院慶安[illegible]

和二年まで六十五年の間の治乱變改及び沿革行事を記[illegible]

秘藏の傳記神社佛閣の由緒系譜の考証を[illegible]くはしく記して漏さす

但原書は上所を略せし頼山陽先生の書にて其本旨を補はれし[illegible]

胡乱ならしむ此書は考証の小史と傳し續篇は元和二年より知るべし

捲環詩鈔 二編 全九冊

[illegible]

詩語對句自在 全九冊

[illegible]

歷代詩學精選 初編十冊 後編七冊

[illegible]

玉乃緒繰 全五冊

[illegible]

牧民心鑑解　全二冊　明朱逢吉編　中村鼎然解

此書ハ聖賢の教を鑑として身を脩へ民を治るの道を[illegible]
記されバ郡縣の官吏ハ勿論庄屋村長ハいふに及ばず[illegible]
乃首たる方ハ都て人の上と成て衆を教導く人ハ[illegible]
坐右に置き朝夕に必讀て德を明にしたまふへき[illegible]の
るれの珍書也

續聯珠詩格　小本全二冊　伊勢津葉□著　[illegible]全一冊

詩ノ格アルトハ猶堂ニ昇ルニ一階級アルガ如シ此書名ヲ[illegible]
前編既ニ普ク布ク然ルニ尚遺漏有ルニ依テ更ニ之ヲ記ス[illegible]
贊シ努力而古來諸大家ノ集中ニ就テ精撰シ此編[illegible]
然レバ佳言絶句ニ於テ盡セリ譬ヘバ珠玉ヲ聯ルガ如シ美[illegible]
増級不足ヲ補フニ似リ世ノ秀才子此書ヲ几上ニ置テ日々[illegible]

[illegible]全

玩弄シ玉ハヾ。上達速ナル丁遺風邑塵ノ如。凡古今ノ大詩、以上ニ於テ。
並ニ鳴ト忘君子モ亦覚テ取用ニ至ハヾ其天作ノ許多ノ光耀
ヲ増實ニ詩家必用ノ書ナリ

明史三傳　忠義 孝義 列女　全六冊

明ノ季ニイタリテ兵亂打ワヾキ。正道廢セシト雖ドモ。侍忠
欠ルヽ中ニハ有傚出也本朝永祿慶長ノ前後ニ當ルガ故ニ
明ノ復興ノ海戰ノ事有此書ニモ其時代中葉ノ
孝ヒ烈女ノ行状ヲ明史中ヨリ抜節シテ加ヘ而シテ
以忠孝節烈ノ麗名ヲ表シテ愛傳其定正
意モ亦了解ヤスト真實録ヲレバ諸君是ヲ請問
毎ニ等談危言トナシ玉ハヾ了常自然感發而
節烈ノ美志ヲ増加ニ。實ニ大家ノ奇實トスベキ近世
珍書ナリ

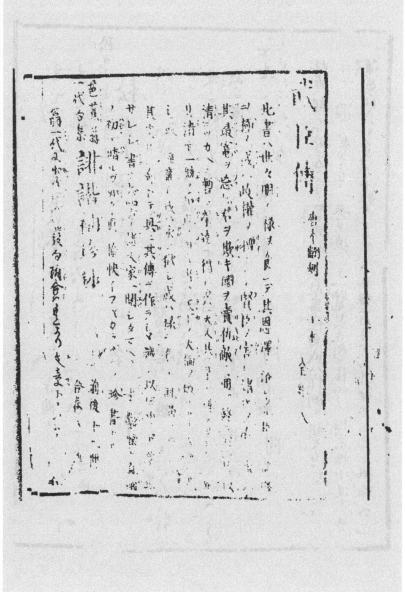

民[illegible]傳　土生翻刻　全

此書ハ世々眼ノ[illegible]テ其恩澤ニ[illegible]

ニ擅ニシ或ハ政權ノ[illegible]

其最[illegible]ヲ[illegible]ヲ歎キ[illegible]ヲ責[illegible]

清[illegible]カ、[illegible]大人其[illegible]

リ清下一統ノ[illegible]大論ノ[illegible]

ニ[illegible]或ハ[illegible]

其[illegible]ニ其傳ニ作ラシメ以テ[illegible]

サレシ書ニシテ[illegible]家ニ聞シタレハ[illegible]

ノ初ハ晴ルヽ[illegible]快ナラサルカ[illegible]診[illegible]

芭蕉翁　誹諧[illegible]録　[illegible]後[illegible]

一代句集　合[illegible]

翁一代ノ[illegible]發句[illegible]

書を一もてら世界挙者しむる [illegible] 冊 [illegible]
志ヒ臨ト云 [illegible] 文章 [illegible] 一定 [illegible] 也 [illegible] 門

松亭金水先生作
松亭漫筆 [illegible] 全一冊

此 [illegible] 縦習の惑 [illegible] 難 [illegible]
[illegible] 後 [illegible] 此 [illegible]
便 [illegible] 其 [illegible] 新 [illegible]
敘 [illegible]

詩家俗語 懐中本 全二冊 附録一冊
此書ハ部ヲ門類ニ分ツテ熟語ヲ挙ケ故事ヲ集メ或ハ作例ニ [illegible]
[illegible] 一覧セハ其所ニ [illegible] 懐中ニ便 [illegible]
薄葉仕立ハ [illegible] 紙本モウス [illegible] 同様ニ仕立 [illegible] 其便 [illegible] 補 [illegible]

上毛沼田須[illegible]大人著

綴長戸風

全部三冊

此書ハ沼田大人ガ夜を以て昼に[illegible]
古事記日本書紀等の[illegible]
定めて本居宣長翁の[illegible]
或ハ市川氏の萬葉代匠記書類と[illegible]
へて古言乃意味と講説し[illegible]
此道に背ける天命を論じ深く[illegible]
眞意を考索して皇朝古言[illegible]
論じたる書にて[illegible]
歌連誹の好事風流は[illegible]
して古学に力を得。相[illegible]を啟[illegible]

三芳野先生門人著述

綴長戸追風

全部二冊

是ハ前書の追考にして小林[illegible]
麻須美翁乃説を辨論[illegible]
に[illegible]古言乃論し書る
國学好事の[illegible]面白き[illegible]

上毛沼田順義大人著
國意考辨妄　全一冊

如是自[illegible]
千載前也不易の[illegible]て
その煩緒著明[illegible]
[illegible]置て心見[illegible]
此書ハ沼田大人の著述[illegible]對[illegible]
長前の侍醫豊前國京都[illegible]先生一部[illegible]
[illegible]論
く國學者[illegible]諸君に聞[illegible]

三芳野先生門人著述
伽倍志癲風辨忘　全二冊

產科發明　全三冊

東房岐康[illegible]産科[illegible]
奇書にて[illegible]受胎の論を解中[illegible]
の症をわけ終ハ數を奇効を得るの驗[illegible]
委く著わし實ハ醫生の君子閲[illegible]
思議の治術のこ[illegible]

大阪心斎橋筋博労町角
岡田群玉堂　河内屋[illegible]藏版

書房

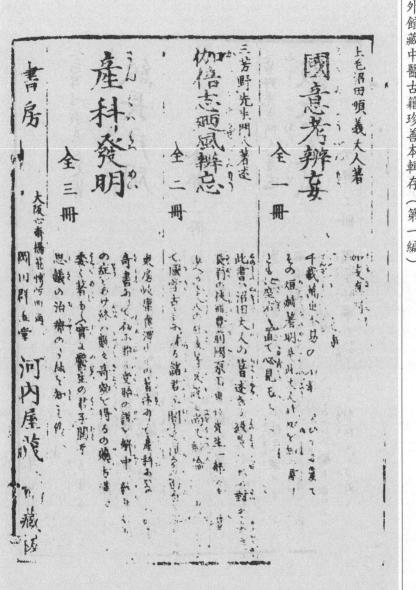

○王陽明文粋　○歸震川文粋
○方正學文粋　全□冊　○王遵巖文粋　□冊
○唐荊川文粋　全四冊　○朱竹垞文粋　全□冊
○蘇東坡小品　全四冊　○宋潛溪文粋　近□
○劉誠意文粋　全四冊

此書ハ東武村瀬誨輔先生博學多識ノ力ヲ以テ全集ヨリ其奇絶ニシテ裨益アル文ヲ撰ミ出シ又其中毎文圏點シテ差別ヲナシ且類聚メテ是ヲ校正シ異同ハ標注ニ擧ゲテ示ス寔ニ先生ノ編次盡セリトイフベシ文章ニ志アル人ハ是等ノ書ヲ以テ消日ノ具ニセバ大ニ裨益少カラン

岡田煌亭先生校讐　原□

皇清經解一斑　全六冊附總目　此編□　解經ノ□

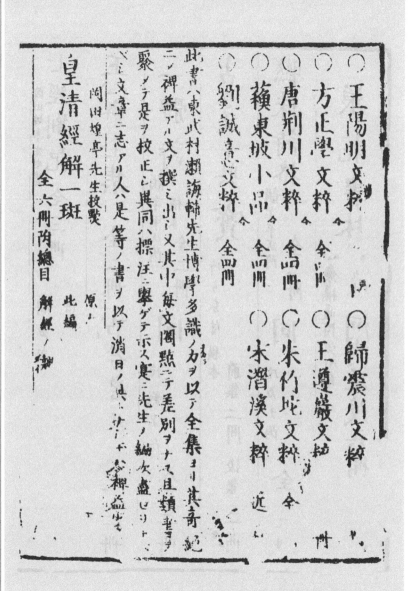

七經劄記　岡田煌亭先生著　全三冊　周易句ゝ　詩、

王心齋全集　全二冊　古今學[illegible]　[illegible]三冊

三體詩　韻字平仄附　横本　全二冊　同　片假名附　全[illegible]冊

古文眞寶　片ウ家付　横本　前集二冊　後集二冊

聯珠詩格　韻字平仄附　全二冊　同　片カナ附　全[illegible]

浪花書林　心齋橋通博労町角　河内屋茂兵衛

熟語類聚 詩學字引大成 中本仕立 全部一冊

一古来ヨリ詩作ニ通用スル熟語ハ限アリテ凡ソ六千餘字ニハ過ギズ[illegible]
ヲ諳ンゼズ故ニ萬篇ニ富テ一字ニ窘ムハ詩家ノ通患ナリ況ヤ後學[illegible]
リテハ詩材詩語ニ窮シテ[illegible]林[illegible]等ヲ言リテ不熟ノ字[illegible]用[illegible]
陋ノ語[illegible]此書[illegible]其患ヲ救ン為ニ編次シタレバ臨時ニ[illegible]
字畫ヲ案ジ韻ヲ閲バ四声ノ内十六ノ韻ト云コトヲ記シ字義ヲ[illegible]
韻通用ノ例ヲ作ル[illegible]熟語ノ有限ヲ集ム多キハ一ノ字[illegible]
尊一[illegible]二字ヨリ四字ニ至リ群ニ[illegible]
ヲ施ス[illegible]等外書[illegible]
字ヲ選[illegible]博識宏略
ナリ假ノ[illegible]詩[illegible]和壁十七氏價十五城ニ[illegible]

機法至便ナリト雖モ平仄ナク風韻ナク[illegible]語足ラズ其[illegible]使[illegible]事[illegible]
含英ハ吳景旭撰歴代詩話[illegible]隅詩韻珠璣頭字韻[illegible]摘[illegible]韻兩截使覽等ハ
八韻モ一得ニ失アリ諸書ヲ蓋ク備ヘザルハ間ニ合カタシ今ニ[illegible]モ[illegible]
ノ著ハ[illegible]如クルヒ奇語雋辭ハ勿論兩韻異同[illegible]ヲ[illegible]指レク
古今名家ノ集又ハ詩話隨筆中ヨリ撫ヒ集テ金声玉振ハ古人ノ未曾
省[illegible]ノ詩學便蒙ノ書アリテヨリ以来ツ[illegible]
ツヘテ[illegible]當年ノ中ヨリ出ズ

詩韻[illegible]

平仄韻字ヲ分ズ上下二巻各家ノ[illegible]中ト[illegible]ヲ[illegible]數ニ
平韻一[illegible]テ[illegible]好書ナリ

詩韻含英異同辨韻府一隅等ハ懐中ニ便ナラズ詩韻箋ハ熟語ナク今
此書ハ[illegible]諸家集中ヨリ[illegible]風流韻奇雅馴ナル韻語ヲ[illegible]ベキ
[illegible]中ニ便ナル珍書トス癸巳ニ近ナリ

宜園百家詩初編　　全八冊未完

遠思楼集、梅墩集、既ニ行ニ於世ニ、世ノ人ニ先生ノ詩ヲ服ス
リハナシ、二先生ノ門人、六十餘州ニ普ク布キ、八
千人ニ及ベリ、其詩ヲ善クスルモノ數百人下ラベ、
其高足ノ弟子、矢上快雨、同社ノ詩ヲ集メレト欲スレ
ドモ、一朝ニ罔ク告ルコト、アタハザルヲ以テ其居處ニ
レテ、早ク詩稿ヲ送リタルモノ百數ト人ヲトサイ刻
編八巻トナシ梓行セリ、宜園ノ詩ハ、皆々先生ノ言
才博識ヲ以テ、其淵源トナシ、或ハ縱横變化、或ハ路
淼叢、或ハ跌蕩豪快、或ハ芊綿婉約、要スルニ、二先生
數化ハ、春風春雨ノ如ク、其人才ヲナスヿ、猶艸木ノ品
ニシテ以テ別ルヽガ如ク、各々其才ノ長ズルトコロニ
ノ進ム處ヲ以テ成就セリ、其門下ノ詩千首ヲ蒐刻シ
自ラ向フ閲クリ、世ノ詩抄ヲ求メレトモ、ノ其

集ニ就テ尋ヌトキハ、猶崑崙ノ山ニ登ル如ク、觀ル所、富
琛琳瑛瑰、何ヲ采リ歸ランヤト、疑フ程ニアルベシ、必
一讀ニ止マルベキノ書ナリ、

宜園百家詩　一編　三編　合巻全六冊

宜園百家初編世ニ行ハレシ後、二三編ノ擧アラント
世ニ之ヲ問モノ少ナク、快雨七セリ、十四五年ニ經テ、二先生
ノ門人、藍繁呂ニ如ルニ初編ノ時洩レタル者數多
テ、皆ニ三編ヲ編セレ事ヲ欲スハニ因テ、樺島廣瀬
田藜山諸子相謀リテ、二編六巻、三編六巻ヲ編セシ、此
度ハ、二先生ノ由テ出ル所ノ源ヲ探リテ、松下蘆栞諸
先生ノ詩ヲ取リ次ニ、二先生ノ近作ヲモ輯メ、而後當門
人及ニリ、其人々詩數モ初編ニ比スレハ、頗ル多
且ツ精ニシ、猶オニミ擧ナヲ如、タルガ如シ、此変
者、猶數百人、何ノ四五六七編ヲ追々續テ出ス、ヘシ、讀者先
ツ此二編一就テ、宜園ノ源流ヲ知リ玉フベシ、

書林

京都寺町通佛光寺　河内屋藤四郎
江戸日本橋通壹丁目　須原屋茂兵衛
同　貳丁目　山城屋佐兵衛
同　貳丁目　須原屋新兵衛
同　南傳馬町壹丁目　山城屋政吉
同　下谷御成道　英文藏
同　大傳馬町貳丁目　丁子屋平兵衛
同　芝神明前　岡田屋嘉七
同　和泉屋金右衛門
大阪心齋橋筋本町角　[illegible]屋[illegible]
大阪心齋橋筋博勞町　河内屋茂兵衛

診法類

醫道二千年眼目編（一）

卷一—二

〔日〕邮井杶　著

醫道二千年眼目編自序

余嘗テコレヲ聞ク、大ニ疑則大ニ得」焉、コレ道ヲ學ヒ業ヲ修スルモノヽ、服膺スヘキ言ナリ、我カ　東洞先師ノ門、醫斷ノ書ヲ梓行ス、當時大ヒニ海内ニ布ク、余十八ノ年、今醫氏ノ術ニ疑ヒアリ、二十一二三ノ年、醫斷ヲ得テコレヲ讀ム、我カ醫ノ學ニ於ケル、又大ヒニ疑アラサルコトナキコトヲ得ンヤ、此ノ二ツノ、大ヒナル疑アルヲ以テ、且ツ迷ヒ且ツ惑ハサルコトナシ、コヽニ於ヒテ又再ヒ醫斷ヲ執ツテ、コレヲ讀ム、益以テ大疑城ヲ築キナス、コレヲ

醫道明目紀序

藩内ノ先醫ニ問ヘ𪜈、醫タルモノ一タヒコレヲ聞ケハ、目ヲ張リ唇ヲ反ササルモノナシ、余一日趨庭ノ餘、コレヲ先子ニ質ス、先子諭シテ曰、小子大ヒニ疑フコトアラハ、文ソノ大ヒニ疑ヲ以テコレヲ讀ムヘシ、又大ヒニ得ル所アラシ、古人有レ言、讀書百遍、其ノ義自ラ見ユト、謹ンテソノ命ヲ奉ス、コレ寶暦丁丑ノ年ナリ、我藩剏テ醫學ヲ興ス、再春館ト云、大ヒニ藩内ノ醫人ヲ造ル、先子ヲシテ醫學教授タラシム、學ヲ受ケ業ニ肄フノ徒、凡ソ三千有餘人、靡然トシテソノ風ニ嚮ハサルモノナシ、盛事ト謂ハサルヘケンヤ、先子老ヒ且ツ病アリ、ソノ職ヲ辭ス次ヒテ又世ヲ去ル、辛巳、余年二十有九、

府命ヲ奉シテ、醫館ノ事ヲ掌ル、醫生ヲ造ルノ任タリ、此時ニ當ツテ、醫斷ノ言、半ハ信シ、半ハ疑フ素問九靈ノ旨モ、亦或ハ取リ或ハ取ラス、諸生ノ進マサルモ、亦余カ講スル所、純一ナラサレハナリ、遂ニソノ職ヲ辭ス、コレヨリサキ、余年二十又七、書ヲ京師ノ醫官東洋山脇先生ニ奉シテ、真醫ノ

道ヲ問フ、疑ノ大ナルモノヲ決セント欲シテナリ、
余カ書ニ曰、我カ
藩有ニ三千醫人、而無ニ一人ノ醫人也、非ス無ニ醫人也、
無キ眞醫也、先生又余ヲ賞シテ、書問往來明年、
ソノ高足弟子永富鳳介ヲ遣シテ、余カ醫事ヲ
試ミシム、ソノ年、先生モ亦逝ヌ矣、コヽニ於ヒテ、千里
獨行、笈ヲ負フテ東ノ方
京師ニ遊フ、讃州友人合田求吾ヲ紹介トシテ、
東洞先師ニ謁ヲ請フ、　先師コレヲ許ス、コレヨリ

日々[illegible] 先師ノ膝下ニ拜趨シテ、初メテ古疾醫ノ道ヲ聞クコトヲ得タリ、コヽニ於ヒテ、十數年ノ一大疑城、釋然トシテ氷ノ日ヲ得テ解ルカ如シ、此年、方極類聚方ノ二書彫印出シ賣ル、余コレヲ請フテ、マサニ西ニ歸ントス、別ヲ 先師ニ告ク、 先師時ニ小子純ニ諭シテ曰、我カ古疾醫ノ道、亡フルコト業ニ既ニ二千年ニ垂ントス、コレ一人二人、一代二代ノ力ヲ以テコレヲ復スルコト難シ、子モシ鎮西ニ歸ラハ、翁カ言ヲ以テコレシ醫人ニ傳ヘヨ、子カ知ラサル所ハ、翁已ニコレヲ知ル、翁カ足ラサル所ノモノアラハ、子勉メテコレヲ補ヘ、　先師涙シテ余ヲ送ル　東洞先師熟長、三好龍輔、及ヒ余カ徒、赤星見淳、二人側ニ在リテコレヲ聞ク、小子杌謹ンテ先師ノ命ヲ奉シテ、泣ヒテソノ膝下ヲ辞ス、コレヨリ孜々汲々トシテ、日夜弗レ懈(ヲコタラ)、古疾醫ノ道ヲ我カ藩ニ唱ス、

藩内靡然トシテ風ニ嚮フ、已丑ノ年、又再ヒ
京師ニ遊フ、日々 東洞ノ塾ニ謁ス、
先師健在、教ヲ施スコト前日ノ如シ、時ニ醫事或
問上木セントス、三好龍輔ニ命シテ、小子杶カ
僑居ニ就テ、コレヲ校索セシム、杶謹シテ命ヲ奉
ス、今坊間ノ本コレナリ、余又類聚方ヲ校索シ
テ、コレヲ獻ス、 先師曰可ナリ、若コレヲ再刻
スルコトアラハ、子カ言モ亦取ルヘシ、杶謹シテ又ソ
ノ命ヲ奉ス、明和壬辰、余又方極ヲ刪定ス、此

時　先師已ニ世ヲ去ル、噫、次ヒテ又藥徵ヲ
校定ス、ソノ後藥徵續編ヲ著ス、方極刪定ト倶
ニ書肆彫版出レ賣ル、四方必ス大ヒニコレヲ疑
フノ説アラン、余モトヨリ賢者ニアラス、過ナキコトヲ
得ンヤ、況又淺見寡聞、一々　先師ノ旨ニ達ス
ルコトヲ得ルコト能ハス、今此眼目編ニ於ケルモ亦
然リ、海内初學ノ醫人、大ヒニ疑フコトアツテ余カ
誤ヲ正シ、過ヲ補フコトアラハ、ソノ人又必大ヒニ得
ルコトアラン、余也今年七十有七、朝不レ謀ラ夕ヲ苟

モ海内初學ノ醫人、コレニ由ツテ大ヒニ疑フコトアラハ、又大ヒニ得ルコトアラン、コレヲ余カ黄泉ノ下ノ一大樂事トセンノミ

邨井杶識

凡例

一凡ソ此書、謄寫ノ本、直ニ書肆ノ人ニ屬ス、書肆ノ人、又筆耕ノ人ヲシテ、淨寫シテ以テ剞劂氏ニ屬ス、筆耕ノ人、好ンテ奇字異字ヲ書ス、故ニ書中奇字異字多シ、上梓ノ後コレヲ閲ス、コレヲ改ムルコト能ス、又コレヲ如何トモスルコトナキノミ、讀ムモノコレヲ正セ、

一凡ソ國字ノ書、片假名ハ、尤モ奇字異字ヲ用ユヘカラス、人ノ讀ミヤスカランコトヲ欲ス、今此

書、奇字異字多キモノハ、余カスル所ニアラス

一凡ソ古ヲ古ニ作リ、在ヲ扗ニ作ルカ如キ、コレミナ略字ナリ、脈脉ノ字ノ如キ、一紙ノ内、或ハ脈ニ作リ、或ハ脉ニ作ル、脈ハ本字ナリ、脉ハ誤字ナリ、然レトモ相ヒ承ケテ脉ニ作ル、ミナ脉ニ作ルヲ正トス、古ハミナ、脈ニ作ル、今ハミナ脉ニ作ルヘシ、讀ミヤスキヲ正トス、

一凡ソ書中、旨意ノ二字、互ニ相誤ル、方法治療、豈ニ意ヲ本トセンヤ、ミナ筆受者ノ誤ナ

リ、讀ムモノコレヲ詳ニセヨ、

一凡ソ書中、由是觀之ノ四字、或ハ由ノ字ヲ依ノ字ニ作リ、或ハコレニヨツテ、コレヲ觀レハニ作ルカ如キ、ミナ一定ナラス、唯コレニ由ツテコレヲ觀レハニ作ルヘシ、筆授者ノ誤ナリ、

一凡ソ京師ト、我藩ト、相ヒ隔ルコト二百里、事ミナ書肆ノ人ニ委任ス、書肆ノ人、又筆耕ノ人ニ委任ス、故ニ文字ノ謬誤奇異、余又コレヲ如何トモスルコトナキノミ、

讀ム人コレヲ正サンコトヲ願フ、

邨井杶再識

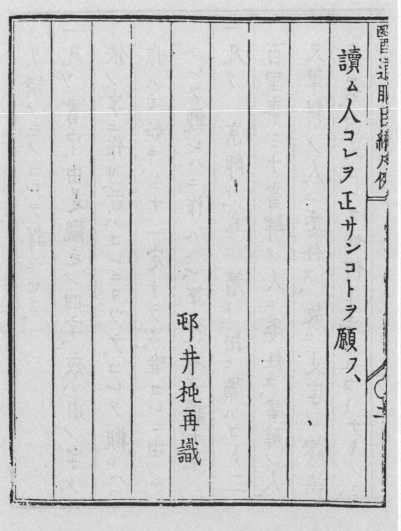

醫道二千年眼目編目錄

醫道二千年眼目編目錄終

醫道二千年眼目編卷之一

肥後藩疾醫　邨井杶　著

殷醫

尚書說命高宗命傅說曰啓乃心沃朕心若藥弗瞑眩厥疾弗瘳六經ニ醫ノ術ヲ說ヒテソノ譬ヲ取ルタヾ此一語ヲ以テ始トスソノ餘ハミナ醫ノ術ニアラズ醫ノ事ナリコレ蓋殷代疾醫ノ法言ニシテ又服藥治病ノ通事ナリ病家醫人ノ差別ナク三代ノ時ミナ然ラズト云ヿナシ又後世ノ

如ク醫術ニ岐流アルヿナクタヾ純一ニ服藥治ス
病此一術ニ過ギズ凡ソ病アッテ治療ヲ醫人ニ
請フ醫人コレヲ診察シテソノ證ニ隨ツテコレ
ニ藥劑ヲ處シテコレニフノ治療ヲ施ス於是病
毒ト藥毒ト相攻相擊ツトキハ毒ト毒トノ爲メニ
憒亂セラレズト云フヿナシコレヲ指シテコレ
ヲ瞑眩ト云フ孔安國コレヲ註シテ曰啓汝心以沃
我心若服藥必瞑眩極其病乃除欲出其切言以自
警コレ服藥ノ瞑眩スルヲ以テ切言ヲ出シテ其

惑ヲ去ルコトヲ得ルニ譬フコレ毒藥苦于口而利於疾忠言逆于耳而利於行ノ意ヲ以テコレヲ解スベシ毒藥苦于口トハ乃瞑眩ノ義ナリ純按正韻苦管五切音庫去聲集韻困也今之苦辛是也或作瘖然刑苦口之苦非甘苦之苦也耳苦之苦上聲孔五切盖毒藥困苦于口毒藥一作良藥六藥豈特有苦味之物多乎哉孔穎達疏曰若服藥不使人瞑眩憒亂則其疾不得瘳愈言藥毒乃得除病故楊子方言云凡飲藥而毒東齊海岳閒或謂之瞑或謂之眩郭璞云瞑眩亦通語也然則藥之攻病先使人瞑眩憒亂病乃得瘳傳言瞑眩極者言悶

極藥乃行也コレ皆病毒アル𪜈ハ必毒藥ヲ以テ其病毒ヲ逐除スコレ古疾醫ノ法則ナリ又聖人ノ教ナリ故ニ毒藥ヲ服スル𪜈ハ其藥毒必病毒ニ抵當セズト云フヿナシ苟モ抵當スル𪜈ハソノ人必瞑眩憒亂セズンバアラズコレ唐虞三代ノ時ノ服藥治病ノ法則如此ニシテ又他ノ術ト治療トアルヿナシ是天下古今醫術ノ通事ナルモノナリ故ニ春秋戰國ノ際トイヘ𪜈然ラズト云フヿナシコヽヲ以テ孟子滕ノ文公ニ對シテ

聖人ノ道ヲ說クモ亦高宗ノ傳說ニ說クガ如シ
コレ乃毒藥苦口ニ忠言逆耳ノ意ナラズヤ今此尚
書ノ言ヲ取ツテ以テコレヲ喩フルハナヲ醫人
ノ毒藥ヲ執ツテ以テ萬民ノ病毒ヲ除クガゴト
シソレ一藥一方モ病毒アル人ニ服セシムルサ
ハ必瞑眩憒亂セザルモノアルコナキノ謂ナリ
故ニ孟子ノ時ニ至ルマデ醫ノ術タルタヾ毒藥
ヲ以テ病毒ヲ逐除攻擊スルニアルノミ又他ノ
術アルコナシ故ニ趙岐モ亦コレヲ註シテ云瞑

眩ノ藥攻ム人ノ疾ヲ先ツ使ムハ瞑眩憒亂乃チ得瘳愈ヲ孫奭疏カ云孟子引書云若藥之攻人ヲ人服之不ス以瞑眩憒亂則其疾以テ不愈也トアリ由此觀之コレヲ服シテ瞑眩セザルノ藥ハ人ノ病毒ヲ除クヿ能ハズ秦ヲ歷兩漢ニ至ルマデ此聖賢ノ語ヲ解スルモノナキハ何ゾヤ此語ヲ解スルモノナキガ故ニ唐虞三代ノ醫術ノ陵夷スルヿ尚シ古昔聖賢已ニ明ラカニ如此コレヲ説ケリ若或ハ瞑眩セザルノ藥ハソノ疾ヲ瘳愈スル・ヿ能ハズ秦漢ノ際ニ至ツ

テ聖人ノ道益陵夷シ禮樂ノ敎遂ニ崩壞ス我醫術モ亦コレニ從ツテ亡ブ兩漢ノ間ニ至ツテ獨淳于意ガ醫術ノミ史筆ノ間ニ存セリトイヘ𪜈ソノ方法ヲ傳フルヿアルヿナシ史遷扁鵲ヲ傳ストイヘ𪜈タヾソノ一二ノ法言ヲ錄スルノミニシテソノ餘ハ皆當時俗間傳聞ノ說ニ出デテ實ニ預ラザルモノ多シ實ニ執ル史タ迹モノノ夸筆ニシテ兩漢以後ノ弊風ナリ故ニ司馬遷ガ史記ノ如キソノ一ヲ以テソノ十ヲ推シ知ル

ベシ吾今扁鵲傳ニ於ヒテコレヲ見ル他ノ紀傳ノ如キモ多クハ司馬遷ガ汰ニ則リソノ俗間傳聞ノ言ヲ採ルナハ疑ラクハ虚誕妖妄ノ說ヲ以テコレガ文辭ヲ修飾スルモ亦知ルベカラズ嗚呼後漢以後二千年餘ノ間文人詞士魏晉六朝隋唐ヲ歷テ趙宋ノ道學先生朱明ノ古文辭家ニ至ルマデ一人ノコレヲ議論論定批判評駁スルモノナキハ何ゾヤ何ゾヤ況ヤ醫人ニ於ヒテヲヤ我ガ

星和トイヘドモ亦復然リ嗚呼我ガ東洞翁一人此
二千年ノ下ニ生レ二千年來ノ眼目ヲ開クモノ
ハ何ゾヤ翁嘗テ讀扁鵲傳ノ文アリ天下ノ弟子
門人コレヲ傳寫シテ藏サザルモノアランヤ天
下ノ士君子タルモノ願クハ又コレヲ請フテコ
レヲ讀マンヿヲ願クハ二千年來ノ墨セタル眼
目ヲ開ヒテ明ケ察セノ見ニ至ランヿヲ今私竊
ニ東洞翁ノ意ニヨツテソノ段落ヲ分ツテコレ
ヲ弟子門人ニ示スノミ後ニ説アリ

一東洞翁曰尚書說命ノ一語是疾醫ノ言也疾醫ノ法無
古焉古人用藥之妙至矣盡矣夫藥毒於疾惱即瘳
矣古今不異嗚呼至言哉余嘗テ我ガ醫館ニ在ル時
古今ノ醫籍ヲ涉獵スルコ數百卷ニ下ラズ然ル
ニ此尚書ノ言ヲ會得シテ彼醫說ヲ立彼醫書ヲ
著彼醫方ヲ製彼藥性ヲ說クモノ一人モコレヲ
見ルコナク一書モコレヲ解スルモノアルコナ
シ然レバ孟子以後士君子ヨリ儒者醫人ニ至ル
マデ決シテ此尚書說命ノ言ヲ會得スルモノア

ルコトナシ漢儒宋儒コレニ註解ヲ加フトイヘドモコレ實ニ儒者ノ解シ得ル所ニアラズコレヲ解シ得ザルヲ以テ漢晉以後ヨリ趙宋朱明及韃清ニ至ルマデタヾ時好ニ趨リ時世ニ從ツテ延年補養ノ醫事ヲ說ク士君子儒者トイヘドモ世醫當代ノ醫說ヲ以テ醫術ノ本分トオモヘリ朱子ノ大承氣湯六君子湯ノ說ト或ハ本草ノ邪說ニ惑フテ薑通神明去穢惡ト云フガ如キコレ當時ノ醫說ニ取レルモノナリ豈古疾醫ノ意ナランヤ

宋朝一代ノ大儒朱子スラ如此況ヤ他ノ儒者ニ
於テヲヤ況ヤ賤醫人ノ如キニ於テヲヤタヾソ
ノ醫者ヲ信ズルモノハ剰サヘソノ著述ノ書ニ
序シテソノ説ヲ主張シソノ言ヲ信仰スコレ他
ナシ尚書說命ノ一語ヲ解シ得ルヿナケレバナ
リ趙註孔疏モ亦空言ナルノミ嗚呼士君子大儒
スラ猶且如此如何ニ況ヤ賤識小伎ノ醫者ニ於
テヲヤ況又我ガ
皇和ノ人ニ於テヲヤ我東洞翁始メテ此言ヲ唱

ヘテ以爲疾醫法言也ト今コレヲ仲景ノ方ニ徵
スルニソノ證ニ隨ヒソノ腹ヲ候フテソノ方ヲ
施スニソノ術ノ肯綮ヲ得ルヿアル寸ハソノ藥
必ス瞑眩セズト云フヿナシタヾ瞑眩ノ狀一ナラ
ズコレヲ以テ萬病ヲ治スルニソノ徵ヲ得ザル
モノナクソノ治驗ヲ得ザルモノナシ嗚呼二千
年來明清ヲ歷今我ガ
皇和ニ至ルマデ一人モコレヲ主張シテコレヲ
仲景ノ方ニ徵スルモノアルヿナシ然レバ尚書

説命ノ一言二千年來士君子儒家者流ニ至ルマデ一人モコレヲ解シ得ルモノアルヿナク醫者モ亦一人モコレヲ知ルモノナシコレ余ガ過論ニハアラズ嗚呼東洞翁ハ實ニ二千年來ノ眼目ヲ開クモノナリ孔安國朱熹ハ一代ノ大儒ナリ然ルニ何ヅツレ此言ヲ解シ得ザルヿアラザランヤ宋ノ時ニ當ツテ疾醫ノ道已既陵夷ス彼二大儒トイヘドモ醫事ヲ當時ノ時流ニ聞ヒテ古疾醫ノ道アルヿヲ知ラズコレ他ナシコレヲ今日日

片ノ事實ニ施シ試ミルノ術ヲ視ザルヲ以テ二
大儒トイヘドモ亦徒ニ空言スルノミ所謂不知而
爲之解ヲ已嗚呼當時ノ醫術ニ眩惑シテ古疾醫ノ
道モ亦如此ナルモノト思ヘルモノナリ可勝嘆
哉コヽヲ以テ說命ノ一言二千年來遂ニ空言虛
語トナレリソレ此一言ハ醫家ノ法言ナリ高宗
嘗テ此醫言ヲ取ッテコレヲ政敎受用服膺ノ事
ニ譬喩スルモノナリ本來古ノ疾醫毒藥ヲ以テ
病毒ニ毒スルコ如此ナルコアレバナリ然ルニ今

古疾醫ノ道堂々タル中華聖人ノ邦ニ湮滅シテ
二千年ノ後我
皇和ニ起ルモノハ何ゾヤ今我門仲景ノ方法ヲ
執ッテ萬病ヲ治療シ試ルニソノ證ニ随ッテコ
レヲ施スナハ厥疾忽瘳ヘズト云ヿナシコレソノ
徵ニアラズヤ高宗ノ言始テコレヲ事實ニ施シ
テソノ言益明ラカナリ嗚呼聖賢ノ言ノ萬世ノ
後マデソノ教トナルヿ畏ルベキヿ如此嗚呼二
千年ノ尚シキ異端妖妄ノ説我聖人ノ道ヲ害ス

ルコ何ゾソレ斯極ニ至ルヤ如何況ヤ我醫術ニ
於テヲヤ嗚呼今ノ醫術ハタヾ人ノ疾病ヲ藏畜
聚積シテタヾ一朝一夕ノ苦患ヲ除クヿヲ本ト
スルニアリ故ニ人一生ノ苦患ヲ驅リ盡スヿ能ハ
ズ〆若シ毒藥コレヲ服スル寸ハソノ人必ス瞑眩セ
ズト云ヿナシ瞑眩セザル寸ハソノ病患疾苦除
キ盡スヿ能ハズコレヲ除キ盡スヿ能ハザル寸
ハ〆ノ病毒必身軀肚腹ノ間ニ逃遁竄避レヲ急
ニソノ首ヲ出サズ終ニ凝結壅塞シテ生涯無病

ノ人トナルヿ能ハズ或ハ四時ノ正氣ヲ懼レテ天ノ人ヲ養フヿヲ知ラズ或ハ穀肉菜菓ノ正食ヲ承クルモノノ嗜欲忌畏ノ偏ニ迷ヒ地ノ人ヲ育スルヿヲ知ラズ九竅コレガ為メニ利セズ四支百骸コレガ為メニ苦ルシメラル遂ニ非命ノ災ヲ得ルモノ多シ故ニ醫書ニ三十年ノ瘧ト痢トアリコレ醫ノ為メニ藏畜聚積セラルヽモノナリ二千年来何ゾソレ斯術ヲ棄テ彼技ニ惑フヤ大悲歎大泣血ノ至リニ勝ヘズ茍モコノ高宗

ノ一言ヲ奉ゼバ萬世ノ下萬民ノ疾苦病患忽チ
瘳ヘテ安樂ノ地ニ就ヒテ上下ソレ快ク事業ヲ
終ヘテ欣然ヲ得ルヿアランヿ噫

一晉皇甫謐甲乙經序曰伊尹以亞聖之才撰用神
農本草以爲湯液後世醫者謐ガ此言ヲ以テ湯液
ノ法ハ伊尹ニ出タリトス今六經子史傳記ノ存
セル此言アルヿヲ見ス豈伊尹ノ時今アル所ノ
神農本草ノ書アルヿアランヤ湯液ノ起ルソノ
事アルモ亦豈ソノ書アランヤ若ソノ書存スル

ヿアラバ必別ニ本草ノ書傳ルヿアルベシ思フ
ニ謐ガ言ハ蓋コレ俗間傳聞ノ言ニ出テシノ證
跡アルヿナキヿ知ルベシ宋ノ林億ガ傷寒論序
ニモ此言ヲ引ヒテ謂ヘリ漢張仲景廣湯液爲十
數卷用之多驗アリトアレバ後世醫家傳ヘテ以テ
湯液ハ伊尹ニ出デタリトス皇甫謐嘗テ帝王世
紀ト云書ヲ著セリイマダ其全書ヲ見ズトイヘ
氏諸書ヲ引證セル所ヲ見ルニ[illegible]ノ言ニテ怪誕
ニ渉ルヿ多シ[illegible]、地理ヲ識ス所ノモノハカレソノ事實現然タルコアリ時人ノ大抵コレヲ知ル所ナレバ虚誕ニ渉ルノ言ナシソノ餘ハミナ俗聞傳聞ノ說ヲ擧ゲテ以テコレヲ記録シテコレヲ實錄ノ書ニ比ス謐ガ此書ヲ著シテ以後隋、梁六朝ヨリ李唐ニ至ルマデ聖人ノ大道陵夷スルコト尚矣眞儒ノ術明了ナラズ天下ノ士佛ニ佞セザレバ道士ノ術ニ惑ハザルモノ鮮シ當時高明ノ人アリトイヘドモ亦葛洪皇甫謐陶弘景孫思邈ガ餘孽ニアラザルハナシ誠ニ一二ソノ人ヲ擧ゲテ以テコレヲ見ルベシ陶孫ニ子ニ至ッテハ尤謐ガ世紀ノ説ヲ取ルヿ多シコヽヲ以テ後世諸家ノ歴史ヲ註スルモノヲ見ルニ皆世紀ノ説ヲ取ッテ以テ徵トセザルハナシ遂ニ百世ノ定説トナレリ嗚呼以言不擧人以人不廢言トイヘバ皇甫謐ガ傳ヲ讀ンデ大氐ソノ人トナリヲ見ルベシ況ヤ帝王世紀ノ事ト言トヲ見ルニ或ハ三皇五帝ノ名ト字トヲ作リ或ハソノ母五帝ヲ生ムノ奇異ヲ擧ク縱令ソノ事アルモ五帝一

一謚ガ言ノ如クナラシヤ謚喜シデコレヲ言ン
コレ怪誕妖妄ノ言ニシテ聖人ノ語セザル所ナ
リ人民ノ教トナラズザレバナリコレヲ以テコレ
ヲ觀レバ伊尹為湯液ト云モノモ亦謚ガ怪誕妖
妄ノ談ノ一ナラザルコヲ得ンヤ杶私竊ニ按ズ
ルニ尚書作湯誓作湯誥ノ文アリ伊尹モ亦作伊
訓等ノ文アリ當時伊尹蓋作湯某篇ナラン某ノ
字譌リテ或ハ液ノ字トナルコアラン後世謬譌
シテ伊尹爲湯液トナスモノナラン爲ノ字ハ乃

作ノ字ナリ女鳩女房ノ二篇ノ如ク亡ビテ傳ハラザルモノナラン經史闕ケタルヲ以テ恐クハ然ランコレ所謂實難據信也伊尹ノ事ハタヾ尚書孟子略コレヲ載ストイヘドモ亦別ニ明徵アルヿナシ司馬遷ガ如キモ亦此二書ニ據ッテ伊尹ノ事ヲ記スソノ外經史明文アルヿナシ況ヤ又湯液ノ文字モ經史ノ間コレヲ見ル所アルヿナシ唯醫書素問ノ内ニハ湯液ノ文アリ又湯液醪醴ノ名アリ或ハコレヲソノ篇ニ名ツクコレ

ヨリ醫書多ク湯液ノ二字ヲ連用シテ煎煮ノ藥汁ニ名ツクル後世ニ至ツテ伊尹ノ事ニ倣ツテ湯液本草ノ書アリ妄誕憎ムベシ然リトイヘドモ醫書ノ外伊尹爲湯液ノ説見ル所ナキ寸ハ恐クハ此言惟謐ガ説ニ出テ帝王世紀ノ中ニ載スルヿヲ知ル或ハ俗傳妄誕ヲ説ナランカ其徵ナキ寸ハコレヲ知ルヿナシ今醫家ノ主張スル説ナルヲ以テコヽニコレヲ附シテ明者ノ考ヲ俟ツノミ但史記扁鵲傳ニ中庶子ガ辭ヲ載ス云上古之時ニ有

愈跗治病ヲ不以湯液醴釃ノ文アリ倉公傳ニ爲之液湯火齊ト云文アリコレ皆煎湯煮湯ノ藥汁ヲ指シテコレヲ云ヘリ扁鵲傳ノ文ニヨレバ上古ニモ湯液ノ事アリ又此文ニヨレバ伊尹初メテ湯液ヲ作ルニアラズソレ上古神農ノ時病ヲ治スル醫藥ニ艸木土石ヲ並セ嚼シデコレヲ服スルノ理アランヤ豈又丸散ノミコレヲ服センヤ必湯液醪醴ヲ作リテコレヲ治スルナラン素問ニハ湯液醪醴ト云ヒ扁鵲傳ニハ湯液醴釃ト云

一ノリ

醫道□□編　卷之□　十四

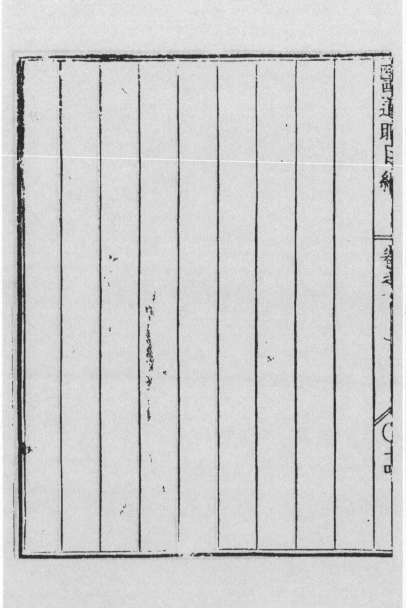

周醫

周ノ代八百年ノ間ノ醫事六經ニハコレヲ載ストイヘドモソノ治術見ル所ナシタヾ左傳史記醫和醫緩扁鵲ガコトヲ載スレドモ亦治術ニ略スソノ言徵トスルモノアルコトナシ和緩ガ言タヾ陰陽ヲ以テ醫事ヲ説ク故ニ治療ニ渉ル者アルコトナシ扁鵲ガ傳ニ於テソノ語ノ取ルベキモノ唯一二章ニ過ギズ然レドモソノ方法ニ於テコレヲ徵スベキモノアルコト少シ周官五醫ノ職ヲ

立ッ食醫獸醫我疾醫ノ職ニ預ル所ナシタヾ疾瘍ニ職ヲ存ストイヘドモソノ方㳒見ル所ナシ嗚呼醫術ノ陵夷スル聖人禮樂ノ道ト共ニ亡ブ秦皇コレヲ存シテコレヲ燒カズ然リトイヘドモ兩漢ノ際ニ至ッテ一モ存スルモノアルコトナシ史官タヾソノ人ヲ傳敘シテ方㳒治術ヲ遺ス況ヤ周ノ末年ニ至ッテ陰陽神仙黃老ノ學盛ニ行レテ聖人ノ道コレガ爲ニ混亂セラレザルコトナシ嗚呼聖人ノ道ヲ害スルコトコレヨリ甚シキハナ

シコレ我醫術ノ從ツテ亡ブル所以ナリ後世竊カニ周官疾醫ノ職ヲ以テ古昔醫事ノ大體ヲ存ストイヘドモ文辭錯雜シテ古疾醫術ヲ分辨スルヿ難シ二千年来一人モコレヲ正スモノナシタヾ我東洞翁獨コレヲ分辨スルノ言アリ以テ見ツベシ夫醫師衆醫之長掌醫之政令聚毒藥以共醫事東洞翁曰醫藥皆毒以茲可見宋儒鄭鍔ガ說ニ毒與藥二物也トアレドモ是ハコレ瞽說取ニ足ラズ毒藥ノ一物タル別ニ說アリコヽニ贅セ

ズ凡邦ノ之有疾病者有疕瘍者造イタル焉則使醫ヲシテ分テ而治之ソレ内證外候モト一毒ニ歸スト云ヘドモ祝藥劀殺之齊ソノ術各異ナリ灸焫湯液ノ類ト同ジカラズコレ各コレヲ專修セザレバソノ術熟スルコトナシ故ヲ以テ遂ニコレヲ二ツニスルニ至レリ然レドモ瘍醫ノ職タルモノ疾醫ノ命ヲ受ケザレバ内外相應ズルノ術ヲ施スコト能ハズ内外相應ゼザレバソノ治ヲ得ル者アランヤ夫五毒攻之トハ祝藥劀殺之齊ヲ云フ五藥療之トハ疾

醫ノ掌ル所ヲ云フ五味節之トハ食醫ノ掌ル所ヲ云フ周官ハタヾソノ官ト職トヲ序ヅ方法治術ニ至ツテハコレヲ録セズ醫人各職必有其録歳終則稽其醫事以制其食十全為上十失一次之十失二次之十失三次之十失四為下此一章ニ至ツテ我東洞翁獨コレヲ疑フ恐クハ聖人ノ作トイヒ難シ縦令聖人ノ作トイフトモ數千年ノ間ニハ攙入ハカリ難シコレ蓋二千年來ノ異説ニシテ古今註家ノ得テ窺ヒ解スル所ニアラズ獨

醫道□□綱　卷之一　十七

宋ノ程顥曰十全ハ非謂ニ十人皆愈但知可治與ヲ不可
治證治分明十人皆中即為上トアリコレソノ大
體ヲ得ルノ說トイヘドモ亦全クシカラズ如何ト
ナレバ醫ノ疾病ヲ治スル五穀五味五藥ヲ以テ
ソノ病ヲ養治スルコレソノ術ナリ五氣五色五
聲ヲ以テソノ死生ヲ眡ルコレソノ治術ノ熟セ
ルモノナリ此治術ノ熟セル醫人ニ至ッテハ人
ノ死生スルコレヲ知ルベシ況ヤ疾病ノ治不治
ニ於ヒテヲヤ如キ此醫人ニ至ッテハ十全ノ功豈

難シトセンヤ雖然コレ疑クハ聖人制裁スル所ノ疾醫職ノ事ニアラザルベシ翁曰聖門ニモ夭生有命トノタマヒ扁鵲モ夭セル人ヲ生スニアラズト云フコレヲ以テ見レバ夭生ニテ上工中工ヲハカリタルハ聖人ノ意ニアラズ用ユベカラズトアリ今程氏ノ説ニヨレバ鄭玄ガ註ニ全ハ愈ナリトアリ數十人ノ病人ヲ治シテ治スベキト治スベカラザルト案記診錄ニ載セテ數百人ヲ治スルノ內ソノ醫術ノ證治分明ナルモノ

十人アッテ皆ソノ治ヲ得テコレヲ愈ヤスモノヲ以テ即上トスルノ意ナラン豈十人ハ十人ナガラ全愈スルノ謂ヒナランヤソノ内老終ノモノアリ命盡クルモノアリ一々コレヲ全愈スルノ謂ヒニアラザルベシ然レドモ世必此章ヲ強解スルノ毀アランコヲ今コレヲ左ニ解シテ世ノ疑ヲ承クルモノナリ余嘗疑周官ヲ解スルモノアリ盖醫家素問上功十全九ノ註ヲ取ッテ以テ歳終則稽其醫事以制其食ト云文ノ註解トナス

モノナランン然レバ東洞翁ノ說ハ二千年來ノ眼目ヲ開クト云フベキカ余又按ズルニ周代ノ仁政周公コレヲ攝スル時ニ當リテ醫師ノ職ヲ設ケ疾醫ヲシテ萬民ノ疾病ヲ養ハシムルニ至ツテハ又王后太子卿大夫士ノ疾病モ亦コレヲ治セシメン十全ノ醫ヲシテ上ノ人ヲ治セシムルハコレソノ醫ヲ擇ンデコレヲ治セシムルナリ必ズ其十全ノ功ヲ奏セン十全ニ三以下ノ醫ヲシテ萬民ノ疾病ヲ治セシムルすハツノ失セラルヽモ

ノ又幾百人ト云フヿヲ知ルベカラズコレ萬民ヲ土芥ニ比スルニアラズヤ醫師得テ以制其祿且ツ為後治之戒ト云フ者ハ又甚ヒカナコレ豈周公ノ政ナランヤコレ翁ノ攙入ヲ疑フ所ナリ由此觀之凡民之有疾病者分テ而治之失於則吾書其所以而入于醫師トコレ本文ナラン如何トナレバ治之愈者ハモトヨリコレヲ醫師ニ入ル、ニ論ナシ老少ノ失終ハ治之不愈者ノ狀ヲ錄シテコレヲ醫師ニ入ル、モノナランコレ所謂案記籍記ハ賈公彦ガ疏ニ出ヅ。診籍ハ史記倉公傳ノ内ニ出ヅ。愈ルノ狀多キモノヲ賞シテ少キモノハ制セザルモノナリ。余按ズルニ四時皆有癘疾、是本文ナラン。春時ヨリ以下ノ病狀病名ハコレ必註文ノ誤入スルモノナラン。ソレ四時癘疾アルハコレ古今トナク一ナリ。然ルニ今コヽニ春時タヾ痟ト頭痛トアリ、夏時タヾ痒疥トノミアリ、秋時タヾ瘧トアリ、冬時タヾ咳逆喘ノミアランヤ。縱令六癘作見スモ、豈タヾ此數證ノミアランヤ。コレハコレ五行五

藏分配應相生剋ニヨツテコレガ說ヲ作ルモノ
ナリ皆是後世醫家ノ常說舊談ニ屬スソノ註文
ノ誤入モ亦知ルベカラズ以五味五穀五藥養其
病是乃素問ニ所謂毒藥攻邪五穀為養五畜為助
五果為充五菜為益コレナリ鄭玄註ニ養猶治也
トアリ素問ノ語却テ周禮ヨリモ古ニ近キニ似
タリ按スルニ此條ハ病人ヲ治療シテ湯液鍼灸
ヲ施スノ時ナルカ故ニ醞酒飴蜜薑鹽ノ味ヲ五
穀ノ宜シキニ和シテコレヲ養ヒモトヨリ草木

砭石ヲ擇ニシテ五穀ヲ以テコレヲ助ケソノ證ニ隨ツテコレヲ治スルノミソレ五氣五聲五色ハ病毒ノ著ク所ノ劇易ノ徵必ソノ表ニ見ルコト扁鵲ガ所謂病應見於大表ニトアルコレナリ此數事ヲ以テコレヲ診察スレバ腹ヲ按シテソノ毒ノ劇易淺深ヲ知リ外ノ氣聲ト色トノ變ヲ眡ルベシ此時ニ當ツテソノ發生コレヲ眡ルニ足レリコレ皆九竅ノ變九藏ノ動ナルコトヲ察スコレ豈コレナキノ理アランヤ然レドモ治ニ於ヒテ益

ナシ是惟ソノ理ヲ說クノミ周官ノ職ヲ敘列ス
ルシバラク醫家ノ言ヲ取ツテ以テコレヲ說ケ
ルモノナランヤ况ヤ今ノ周禮ト云書ハ劉歆稱爲
周公致太平之迹トイヘドモ後世諸儒信者半疑者
半故顏師古曰或謂劉歆附益以佐王莽者也蘊蠍
曰秦漢諸儒以意損益之者衆矣非周公之完書也
林孝先ガ說ニ至ツテハ謂瀆亂不驗之書然レバ
此醫師疾醫ノ二職ノ如キモ亦攙入アルヿ知ル
ベシ是ヲ古言ニ徵シテコレヲ知ルベシ蘊蠍又曰

凡周禮之說異遠於人情者不足信也古之聖人因事立法便人者有矣未有立法以彊人者也後以彊人此迂儒之所以亂天下也以上ノ諸說ニヨツテコレヲ觀レバ十全九全ノ說モ亦立法彊人モノナリ是蓋王莽王安石ガスル所ナラン余又按スルニ九竅ノ名始メテコヽニ出ヅ醫ノ病ヲ治スル九竅ノ變モトヨリコレヲ診察スベシソレ耳ニ處ルトキハ掲聾ノ變アリ目ニ處ルトキハ瞶盲ノ變アリ鼻ニ處ルトキハ鼽窒ノ變アリ口ニ處ルトキハ

醫道助目錄　卷之一

牙齒喉舌ノ患アリ二陰ニ至ッテハ痔淋ノ變アリコレミナ九竅ニソノ應アッテ見ル夫注著劑殺ノ劑コレヲ瘍醫ニ取ルトイヘ𪜈ノ病毒ノ著ク處ハ九藏ノ分位ナリ腹候コレナリヿノ腹候ヲ診察シテヿノ證ニ隨ッテコレヲ治セザレバ瘳ルノ兆アルヿナシ是コレヲ兩參ニスル所ナリコレハ惟男子ニ就ヒテコレヲ言フ婦人ニ至ッテハ九竅ニアラズシテ十竅ナリ尿道ノ變ハ又男子ト異ナルヿナシ産門ノ變ニ至ッテハワ

ノ治療ノ手段同ジカラズ九藏ノ動ニ因ツテソノ腹候ヲ主トスル者ハ其證ニ隨ツテコレヲ治スベシタヾ陰挺出シ子宮出ヅルガ如キニ至ツテハ或ハ坐藥アリ或ハ納方アリ經水ノ變アリ帶下ノ證アリ生產ノ變アリ藏燥アリ陰吹ノ證アリコレ皆注著ノ法ニ從フ男子ノ病ト大ヒニ異ナル所ナリ所謂三十六病ノ變モ亦コヽニ在ルカコレ周官以來醫家ノ言ハザル所ナリ今東洞翁ノ敎ニ因ツテ周官九竅ノ變ノ足ラザル所ヲ

補フ豈二千年來ノ眼目ヲ開クニアラズヤ

一醫ノ死生ヲ眡ルト云説始メテ周官ニ出ヅコレ古今醫人ノミナラズ諸人ノ惑ノ所ナリ傷寒論ニモ死ス不治ト云ヒ又死スト云ヒ或ハ不治ト云證アリ然レバフノ餘ノ證ハミナ生ルノ證ナリ由此觀之死生以テ眡ルベシ又眡ガタキニアラズ故五味五穀及五藥ヲ以テフノ病毒ヲ治療シテ聲氣色ノ大表ニ見ルヽモノヲ診察眡候シテ劇證ナレバ危篤ニ至ルニ臨ンデフノ死眡ル

ベシ易證ナレバ脈平ラカニツノ證退クヿノ痾ノ愈ルヿヲ知ルコレ生以テ眂ルベシ然リトイヘドモ虢太子ノ病ノ如キハ擧朝既ニ以テ死セリトス此時虢豈疾醫ナカランヤ然リトイヘドモ惟陰陽醫ノミニシテ手ヲ更ヘ人ヲ代ヘテ國中ノ醫ミナ集リテコレヲ治セザルノ事ナカランヤコレ已ニ醫事ヲ盡シテ後コレヲ死セリトスルナラン虢ツレ小國トイヘドモ豈官醫ノ醫事ヲ掌ルモノナカランヤコレ蓋國中ノ醫皆コレヲ診治シ

テ而後太子既ニ死セリトスコレ世醫ノヨク人ノ死ヲ眡ルト云モノヽイヘルコトナリ然ルヲ越人コレヲ診スルニ及ンデ唯フノ證ニ隨ツテフノ鍼石湯液ヲ施ス於是太子ノ尸厥忽チ常ニ復ス然レバ死セリト云フ證モ亦生ケルニアラズヤ故東洞翁曰古昔越人過虢太子暴蹷而死シカルニ越人療治シテ蘇レリ故ニ天下ノ人稱美シテ越人為能生死人ト云フ然レドモ越人ハ受ズシテ云フ越人非能生死人也此自當生者越人能

使之起耳トイヘリ又死セザルモノヲ以テ死セリトスルアリ東洞翁又曰二千餘年コノカタ一人モ疾醫ノ道ヲ行フモノナシ專ラ生死ヲ論ズレドモ實ニ生死ヲ知ラザル證據ニハ史記太倉公傳ニモ齊王問太倉公診病決死生能全無失乎臣意對曰意治病人必先切其脈乃治之敗逆者不可治其順者乃治之心不精脈所期死生視可治時時失之臣意不能全也トアリ其能知ルト云太倉公ガ論ジテモ盡クアタラズトアリ此以上ノ二

條ヲ以テ眡其死生ト云フヿノ治療ノ用ニ立タヌヿヲ知ルベシ越人ガ醫タルヤ死セル人ヲ生カスニアラズソノ生クベキモノヲ生カス太倉公ハ切脈決死生ト云故ニ敗逆シテ死證ト見ルトキハコレヲ治セズソノ上コレヲ決スルヿ時々コレヲ失フトキハ死生ヲヨク見テ治療ノ用ニ立タズ生キルモノヲ誤マリ失シテコレヲ死トスレバコレ死スベカラズシテコレ死スルナリ豈醫タル、モノヽ心ナランヤ然レバ死生ハヨク眡

ザルヲ是トス二千年来此死生ヲ決スルノ一言
惑ツテ醫ヲスルモノ人々コレニヨラザルハナ
シコレヨリ道家長生久視ノ法方醫家ニ混淆シ
テソノ流ニ漂ハザルモノナシ然ルニ我ガ東洞
翁獨奮然トシテ曰死生者命也自天作之其唯自
天作之醫焉能死生之哉又曰蓋死生者醫之所不
與也疾病者醫之所當治也コレ二千年來ノ眼目
ヲ開クモノナリコレヲ疑フモノハコレヲ知ラ
ザルモノナリ又如何トモスルコナキノミ仲景

ノ方法ヲ學ブヿ三十年ニシテ而後コレヲ知ラ
ン

醫道二千年眼目編卷之一終

醫道二千年眼目編卷之二

肥後藩疾醫　邨井杶　著

扁鵲　附考

太史公司馬遷ガ史記ニ扁鵲傳アリ余ガ扁鵲傳考ニツノ傳ノ文章ニ段落ヲ分ツヿ凡ソ九條又年紀考アリ趙簡子ヲ診スル年ヨリ秦武王ニ見ル年マデ凡ソ二百餘年ニ至ル又黄帝ノ時ノ扁鵲ト本傳ニ出ヅル所ノ扁鵲ト凡ソ六人又鶡冠子戰國策及ビ賈誼新書ニ出ヅル扁鵲ト併セテ

醫道日用綱目　卷之二

凡ソ九人ノ扁鵲アリ扁鵲ト云フ醫ハ本コレ黄帝ノ時ノ醫ニシテ後世若シツノ醫治ノ神妙ナルモノアレバ皆コレヲ美稱シテ扁鵲ト名クルモノナラン遂ニ扁鵲ハ良醫ノ通稱トナルモノナリ我ガ邦勝國ノ時今大路道三先生ナルモノアリ一代ノ良醫ナリ民今ニ至ルマデ醫ノ良ナルモノアレバコレヲ美稱シテ道三ト云道三ノ多キ一鄉ノ道三アリ一都ノ道三アリ一國ノ道三アリ古ノ道三アリ今ノ道三アリ天下幾道三

何人何[illegible]知ラズ黄帝ノ時ニ扁鵲アツテヨリ齊ノ扁鵲アリ趙ノ扁鵲アリ鄭ノ扁鵲アリ晉ノ扁鵲アリ宋ノ扁鵲アリ秦ノ扁鵲アリ當時列國又秦越人字少齊ナルモノヲ美稱シテ扁鵲ト云フ盖李謐ガソノ技ヲ妬ンデ刺スモノモ亦ソノ時ノ良醫ニシテ扁鵲ノ美稱アルモノナラン然ラザレバ趙簡子ヲ診スルノ扁鵲豈ニ長生シテ二百餘年ヲ歷シヤコレ以テ徵トスベシ司馬遷嘗テ醫方列傳ヲ編セント欲ス春秋以來ノ良醫ヲ

集メテコレヲ草稿セリ當時秦越人ガ扁鵲ノ美稱アルヲ以テ又コレヲ録セルモノナラン蓋此傳最モ草稿ニ屬ス後人コレヲ輯メテ一傳トナスモノナラン況ヤ司馬遷ガ史記一部ヲ著述スルノ旨晁無咎所謂特感當世之所失憤其身之所遭寓之于書有所激而為此言耳況武帝用法刻深群臣一言忤旨輒下吏誅而當刑者得以貨免太史公之遭李陵之禍家貧無財賄自贖交游莫救卒陷腐刑此說ニヨレバ史記一部ノ事多クハ激發憤

悱ノ意ヲ寓ス十書ヲ作ル封禪ハ武帝ノ神仙ヲ好ムヲ譏リ平準ハ武帝ノ利ヲ好ムヲ譏ル孔子ノ世家ヲ作ル曰弗能用曰莫能己用曰不用孔子曰既不得用于衛曰魯終不能用孔子ト皆夫子ノ道ノ行ハレザルヲ嘆ジテ已レガ意ヲ寓ス五宗世家ニハ世ヲ嫉ミ邪ヲ憤ルノ言アリ伯夷列傳ヲ首トシテ自ラソノ怨ノ字ヲ寫ス李將軍傳ハ不遇ハ時ヲ以テ主トスソノ外佞幸傳ノ如キハ皆己レガ不遇ノ意ヲ寓セザルハナシ獨古ノ佞醫術ノ士

ニ於ヒテ言ヲ托シ意ヲ寓スルノ所ナシソノ時
淳于意坐法當刑ノ事アリ己レガ事ト相ヒ似タ
リ嘗テ秦ノ時扁鵲ノ美稱アル醫アリ太醫令李
醯人ヲシテコレヲ刺殺サシムコレソノ伎ノソ
ノ醫ニシカザルヲ以テナリ太史公又オノレガ
意ニ感激憤發スル所アルヲ以テ扁鵲倉公傳ヲ
作レリ故曰ニ女ハ無ク美惡ト居ナ宮ニ見ル妬ニ士ハ無ク賢不肖ト入テ朝ニ
見疑ルハコレミナ扁鵲倉公ガ伎ノ良トオノ美トヲ
以テスラツノ身歿セラルヽヿヲ悲ム故ニソノ

事實姓名地理年紀ノ如キハ深クコレヲ考ヘザ
ルニ似タリ扁鵲傳ハ蓋シソノ草稿或ハ殘缺遺
落ノ編ナルヿ明ラカナリ由此觀之扁鵲ト云フ
醫ハ古ノ扁鵲ニシテ此傳數人ノ扁鵲ハ良醫ノ
美稱假號ナルヿヲ知ルベシ餘ハ余ガ著ス所ノ
扁鵲傳考ニ詳ラカナリ或問フテ曰太史公何ヲ
以テ獨扁鵲ガ為メニコレガ傳ヲ作ルヤ苟モ醫
伎ヲ傳敍セバ周ノ時又別ニ傳敍スベキモノナ
カランヤ今獨扁鵲倉公ガ傳ヲ作リテ田叔列傳

ニコレヲ嗣ギ又次ニ呉王濞ヲ傳ク故ニ後來學者以為ラク宜ク與ニ日者龜策相接ス不合列ス於此ニ後人誤之ヲト或云醫方合與龜策日者相次ト曰コレ三ナ太史公史記一部ノ書ヲ作ルノ意ヲ解セズシテ然クコレヲ云ヘルモノナリ凡ソ太史公ガ意己レ已ニ罪ナクシテ腐刑ニ處セラレ獄ニ下ル猶扁鵲ガソノ伎ヲ以テ殃セラレ倉公ガ匿迹自隱レテ刑ニ當ルガゴトシ故ニ曰女無美惡居宮見妬ノ語ヲ引キ又老子ノ言ヲ引ヒテコレヲ證ス

田叔田仁呉王濞ガコトモ亦コレヲ喩スルノ一事ナリコレヲ以テ此三人ノ間ニ扁鵲倉公ヲ列敘シテ自ヲコレヲ遺ルノ意ナリ史記一部天下古今誰レカコレヲ讀マザラン一人モ此意ヲ解スルモノナシ况ヤ扁鵲傳ニ至ッテ天下古今ノ醫事ヲ以テコレヲ古今ノ事實ニ徵シテコレヲ讀ムモノナシ縉紳君子學士大夫ハコレソノ然ル所以ナリ醫人トイヘドモ晉ノ王叔和ヲ始トシテ我ガ此疾醫ノ道ヲ知ルヿナキ時ハ如何ゾ扁

倉ニ傳ノ是ナリヤ非ナリヤヲ解センヤタヾコレ扁倉ニ傳トナシテ讀ミ過ゴスノミ嗚呼聖人ノ道陵夷シテヨリ秦漢ノ代ニ至ッテ道ハ老莊コレヲ害シ人ハ神仙コレニ惑フ聖人大中中正ノ道一ニ邪術ニ害セラル醫ヲ學ブモノ魏ニ華佗アリ晉ニ葛洪アリ皇甫謐アリ梁ニ陶弘景アリ隋ニ巢元方アリ唐ニ孫思邈アリミナコレ豪傑ノ士博物ノ人ナリ然リトイヘドモ遂ニ老莊神仙或ハ浮屠氏ノ為メニ眩惑セラレテ聖人ノ道

ノ証ヲ知ラズ又醫術ニ二途アルコトヲ分辨セズ
越人仲景ヲ以テ淳于意王叔和ニ混同シテ遂ニ
數部ノ書ヲ著述シテ天下古今ノ醫人ノ眼目ヲ
塗リ塞グ豈ニ悲シカラズヤ中華聖人ノ邦スラ
滔々トシテ皆是ナラズト云コトナク我ガ
皇和トイヘドモ澆々トシテソノ非ヲ知ルコトアル
コトナシ我ガ東洞翁獨此
皇和ニ生レテ始メテ扁鵲ガ傳ヲ讀ンデ越人ガ
術ノ仲景ノ方法ト一ナルコトヲ云フ而後久之始テ

知醫方古今之異也ト云ヒ又陰陽醫瘍醫疾醫ノ別アルヿヲ分辨スツノ文載セテ遺稿ノ内ニアリ今ツノ大槩ヲ取ツテ以テツノ傳文ニ段落ヲ加ヘテツノ一一二ノ意ヲ示ス

一扁鵲者至特以診脈為名耳一段右ツノ姓名出處土地人物奇異怪譎診脈ノ事ヲ云フコレ史官ノ太史公ノ傳ヲ作ルノ癖ナリナヲ高祖紀ニ斬蛇ノ事ヲ載セ留侯世家ニ黃石公ガ事ヲ敘スルガゴトシ事ミナ怪異ニ渉ル太史公往々如此詭言多

シ又傳聞ノ說ニ出ヅルモノ多シ此傳モ亦然リ
秦越人姓名ニ至ツテハ諸書ノ說異同最多シ余
ガ扁鵲傳解及考ノ中ニ詳ナリ
一為醫或在齊或在趙在趙者名扁鵲一段右在齊
ノ下必脫字アリ正義曰號盧醫此三字蓋シ本文
ニシテ必コレ在齊ノ下此三字アラン然ルヿハ
在齊者號盧醫ノ五字在齊ノ下ニアルヿ明カナ
リ下文ノ在趙在趙者名扁鵲ト相應ズ正義曰又
家於盧國因命之曰盧醫也トアレバ本文ノ脫誤

以テ見ツベシ

一當晉昭公時至賜扁鵲田四萬畝ヲ一段右趙世家

ト文少異大同ミナコレ怪異詭說タヾ史記ノミ

コレヲ載ス左傳國語コレヲ載セズ當晉昭公時

五字ハ下ニ屬シテコレヲ讀ムベシ

一其後扁鵲過虢至所謂尸蹷者也一段傳玄曰虢

是晉獻公所滅也此百二十餘年此時焉得有虢則

此云虢太子非也韓詩外傳モ亦虢ニ作ル說苑ニ

趙ニ作ル肘后方尸蹷方扁鵲治卽趙太子之患ト

アリ然レバ扁鵲ガ時虢國アルコトナシ此條ノ中太史公ガ文藻ニ取ツテ以テコレヲ記スルナハ取舍シテタノ事實ヲ斟酌セズンバアルベカラズ扁鵲ガ扁鵲タルハタヾ此一條ニアルノミソノ餘ハミナ太史公傳聞ノ說ヲ集メタルモノニシテ文人ノ筆ノ浮夸ナル所ナリ然リトイヘドソノ人史官ナレバ又ソノ事實ニ至ツテコレヲ經義ニ徵スルナハ取ルベキモノアリ東洞翁曰蓋論虢太子病中庶子之所言皆陰陽醫之理也非疾

醫之論矣是以扁鵲不取從扁鵲仰天歎曰至當尚
温也是扁鵲之所見而疾醫之龜鑑也トコレ誠ニ
扁鵲傳ノ文章ノ氣脈ヲ除キ疾醫家日用ノ事實
ヲ以テ仲景ノ方法ニ徴シコレヲ今日ノ病人ニ
施シテ一大龜鑑一大秘法トナルモノ此一條ノ
内ニアリコレ古今醫人ノ會得セザル所ナリ二
千年來東洞翁一人始メテコレヲ會得シテコレ
ヲ今日日用ノ事實ニ施セリ亦偉ナラズヤ今天
下ノ醫人ヤウヤクニツノ隻眼ヲ開キテマヽコ

レヲ執ルモノアリタヾ我黨小子ノミ早ク己ニソノ兩眼ヲ開クモノナリ亦大ヒナラズヤ此傳宜ク中庶子問答ノ文藻ヲ除ヒテコレニ心ヲ用ヒテコレヲ讀ムベシ越人之爲方不待切脉望色聽聲寫形言病之所在トコレ扁鵲カ醫タル所ナルコヲ知ルベシ凡ソ晉ヨリ今ニ至ルマデ醫家ノ奉ズル所ノモノハ素問九靈ナリ此二書全書ニアラザレバソレ遺編殘簡或ハ古ノ醫言ヲ存スルモノアリ此書モト秦漢陰陽家ノ説老莊ノ

醫道聯目編　卷之二　九

敎機入スルモノ其半ニ過タリ兩漢以來ノ醫者
古疾醫ノ道扁鵲ガ術ヲ解セズタヾコノ二書ノ
意ニヨッテ醫ノ方術ヲ求ム遂ニ此二書ノ意ニ
醉生夢死シテ大倉公王叔和ガ醫說遂ニ天下ノ
公論定說トナル故ニ醫家ニ望聞問切ノ四診ト
云フモノヲ立テ以テ病ヲ治スルノ金科玉條ト
ス淳于意ガ診籍王叔和ガ脉經コレナリ天下ノ
人今ニ至ルマデ孰レカコレヲ間然スルモノア
ランヤ然レドモ淳于意本ト云フ少而喜醫方術ト後更

受同郡元里公乘陽慶コレナリ曰使意盡去其故方更悉以禁方予之傳黄帝扁鵲之脉書五色診病知人死生決嫌疑定可治トアリコレヨリ又脈法ヲ以テ本トスル王叔和ガ如キハ此流ヲ傳ヘタル人ナリコレ大ヒニ越人ガ傳フル所ニ異ナリ杙按ルニ黄帝扁鵲ノ扁鵲ハ蓋シ黄帝ノ時ノ扁鵲ナラン秦越人ノ扁鵲ニ非ザルベシ嘗テ云ヘリ脈ヲ切スルヿヲ待タズ色ヲ望マズ聲ヲ聴カズ形ヲ寫セズ色ヲ望ムヿヲ待タザレバ望ノ診ヲ取ラズ聲ヲ聴クヿヲ待タザレバ聞ノ診ヲ取ラズ形ヲ

寫スルヿヲ待タザレバ問ノ診ヲ取ラズ脈ヲ察スルヿヲ待タザレバ切ノ診ヲ取ラズコレ自越人ガ醫タルナリ又越人ガ醫ヲスルナリト越人明ラカニ自ラコレヲ言ヘリ又何ゾコレヲ疑ハンヤコレ此四事ハ古今ノ人ノコレヲ解スルヿヲ得ザル所ナリ故ニ史記ヲ註スルモノモ亦タ、今世醫家ノ言ヲ取ッテ以テ此傳ヲ註ス一笑ヲ發スベキノミ古今華和ノ醫人モ亦越人ガ四診ヲ待タズシテ病ヲ治シ證ヲ診スルヿヲ解スル

ヿヲ知ランヤタヾニコレヲ讀ミ過シテ止ム又
哀ムベキカナ況ヤ太史公モ亦醫人ニ非ラズ故
ニ醫事ヲ知ルヿヲ得ズ長桑君ノ章ニ於ヒテハ
云我有禁方ト書シ又悉取其禁方書ト書シテ脈
音ヲ傳フルヿヲ云ズソノ末章ニ至ツテ己レガ
語ヲ以テコレヲ結ンデ曰特以診脈為名耳ト書
ス又趙簡子ガ章ニモ血脈治也ト書シ又終ノ章
ニ至ツテ又コレヲ結ンデ云ヘリ至今天下言脈
者由扁鵲也トコレ前後相照應スルハ文章ノ法

醫道聯臣編　卷之二　十一

トイヘル中章ニ於ヒテ不待切脈ト云フト事實
相稱ハズコレ太史公醫事ヲ解セザレバナリ可
勝嘆哉聞病之陽論得其陰聞病之陰論得其陽病
應ハ見ルニ於大表此章實ニ古ノ扁鵲タル明醫ノ古言
ヲ傳ヘタルモノナラン古ノ聖賢ハ己レガ語ヲ
言ハズシテ必古人ノ言ヲ取ツテ以テ己レガ言
ニ徵ス三代ノ聖賢皆然ラズト云フコトナシ孔子
ノ聖ヲ以テスラ詩書ノ文ト古言トヲ引ヒテ以
ツテコレヲ徵トシ玉フヲ見テコレヲ推シ知ル

ベシ故ニ越人トイヘドモ必疾醫家ノ古言ヲ稱シテ以テ己レガ言ニ徵ス此一條乃チ然リ然リトイヘドモ病應ノ大表ノ分ニ見ルモノヲ診候スルヿハ陰陽家ノ醫人ノ決シテ知ル所ニ非ズソノ故如何トナレバ太倉公傳ノ中數十條ノ診錄一診一語ノ病應ノ大表ニ見ルヽノ診ヲ言フモノアルヿナシ王叔和ガ脈經モ亦然リ然レバ越人ガ診治ノ旨ヲ知ルヿハ淳于意王叔和トイヘドモ決シテコレヲ知ラザルナリ況ヤ葛洪皇甫謐陶

弘景巢元方孫思邈ガ輩ニ於ヒテヲヤ況ヤ又唐宋元明ノ醫人ニ於ヒテヲヤ如何ニ況ヤ我ガ邦ノ醫ニ於ヒテヲヤ然ルニ我ガ東洞翁獨此旨ヲ得テ而謂陰陽猶内外也譬如聞外有讒語論知内有爆尿聞内有絞痛論知外有拘急也病應見於大表者隨其見證施其治方之謂也後世先病因而後其證候可謂失古疾醫之法矣此越人ガ意ヲ以テ仲景ノ方法ヲ執リ今人ノ病ヲ治療スルニ一一ツノ旨ヲ得ズト云モノナシ越人三千年ノ上

ニ妄言セズ仲景又コレヲ妄治セズ然レバ東洞
翁二千年ノ下ニ生レテ始メテ此二千年來ノ大
眼目ヲ開ヒテコレヲ今日日用ノ事實ニ施スモ
ノハ不亦偉乎越人從来多クノ尸蹷ノ病ヲ治シ
テヨリソノ證候ノ如此ナルコヲ知レリコレ今
ノ醫人トイヘドモ平生多ク診治スル所ノ病ハ大
抵ソノ證候ヲ諳セズト云フコナシ故ニ曰試入
診太子當聞其耳鳴而鼻張循其兩肱以至陰當尚
温也トアリ肘后方ニ尸蹷之病卒死而脈猶動聽

其耳中循々如嘯聲而股間暖是也下ニ云フ扁鵲
法卽趙太子之患トアリ又張仲景云云ヲ引クソ
レ尸蹷ノ證候如此扁鵲嘗テ多ク此證ヲ治シテ
ソノ大抵ヲ知レリ故ニ此言アリ
一夫以陽入陰中至拙者疑殆一段此條ハ全ク陰
陽醫ノ説ニシテ越人ガ言ニアラズ若ソレ太史
公ガ筆ナルすハ當時陰陽醫家淳于意等ガ説ヲ
傳聞シテコヽニコレヲ添フルモノナリ故ニ形
靜如死狀太子未死也ノ十一字上ノ尸蹷者也ノ

下ニコレヲ連屬スベシ陰陽脈絡ヲ論ズル上下ノ説ハ蓋諸先生ガ攙入妄添スルモノナランカ傳後ニ正義曰ヲ引ヒテ五藏六府ノ長短受量斤兩ヲ説クモノト同意無用贅辯ト云フベキノミ韓詩外傳説苑此章ナシ

一扁鵲乃使弟子子陽至能使之起耳一段此條越人弟子ト治療ノ術ヲ盡スヲ云フコレモ亦ソノ時ノ治術方法ノ傳聞ノ説ヲ敘ス韓詩外傳説苑ノ文ミナ同ジカラズ何レカ是何レカ非ナルコ

ヲ知ラズ今三書ノ文ニヨルニ互ニ長短異同アリコレヲ要スルニ凡ソ醫タルモノ苟モ危篤ノ證ヲ治スルニ當ツテハ多ク弟子ヲ率ヒテツノ術ヲ竭スヲ以テ本務トスベシ危篤ノ證ニ至ツテハ一人二人ノカノヨク及ブ所ニアラズ夫厲ス鍼トハ鍼術ヲ施スナリ五分之熨ハ毒熨ノ齊ヲ五分シテコレヲ熨蒸スルナリ索隱曰熨之令溫煖之氣入五分也此說非ナリツレ醫術ヲ以テコレヲ見レバ縱令越人ガ術ノ妙ナルモ溫煖ノ氣

ヲシテ入ラシムル𛀀五分ナリヤ否ヤヲ尉シ得ン
ヤ司馬貞醫ニアラズ知ラザル所以ナリ知ラス
シテコレヲ註ス失ヒニ後世ノ人ヲ惑ハス此五
分ノ熨トハ前ニアル所ノ毒熨ノ尉ナリ病毒ノ
著ク處ヲ毒藥ノ物ヲ以テ尉帖スルヲ云フ兩脇
ノ下コレ病毒ノ著ク處ナリ十分ニコレヲ熨帖
スルコレヲノ法ナリ今コレヲ五分ニシテコレ
ヲ熨帖スコレヲノ略ナリ八減之齊モ亦然ラン
註ニ藥之齊和所減有八トハシカラザルニ似タ

リ韓詩外傳ニ扁鵲入テ砥ニ鍼礪シ石ヲ取ニ三陽五輸ヲ為ニ先
軒之竈八拭之湯ニ作ル説苑ニハ扁鵲遂為診之
先造軒光之竈八成之湯砥ニ鍼礪ヲ石取ニ三陽五輸ニ
作ル二書ノ文相似テ事同ジカラズ何レカ是何
レカ非ナルコヲ知ラズ然レドモ治術ヲ施ス
ノ事ナリ輸ハ會ナリ素靈倶ニ五會ニ作ル蓋シ
是ナラン取トハ經穴ヲ取テ鍼ヲ刺スノ謂ヒナ
リ史記ノ文ト互ヒニ相照シテコレヲ見ルベ
シ又韓詩外傳ニ子同藥子明灸陽子游按摩子儀

又神子越扶形於是世子復生トアリ說苑ニハ子
容禱藥子明吹耳陽儀又神子越扶形子游矯摩太
子遂得復生トアリ史記ノ文ヨリモソノ治術ヲ
施スヿ詳審ナリソノ法ヲ施スモ亦竭セリトス
今三書ヲ合セ見ルニ弟子凡ソ八人子陽子豹子
同子明子游子儀子越子容トス說苑ノ陽儀ト云
フモノハ子陽子儀ヲ幷セテ一人トスルモノナ
ラン鍼ヲ厲スルハ子陽ナリ神ヲ又スハ子儀ナ
リ說苑ニ鍼ヲ厲スルモノナシ子陽厲ス鍼ヲ砥石ニト

ハ三陽五會ヲ剌スナリ何ゾソノ時ニ臨ンデツ
ノ鍼ヲ厲カシヤ行文ノ辭ナリ子豹爲尉劑ハ乃
チ毒藥ヲ以テ病毒ノ著ク處ヲ尉帖スルナリ兩
脇ノ下コレナリ子同藥トハ蹷ヲ治スルノ湯ヲ
配合スルナリ子明灸陽トハ大表ヲ火ニテ灸ブ
ルナリ扽按ズルニ灸ノ字疑クハ灸ノ字ノ誤ニ
シテソノ各々ノ穴ヲ灸焫スルナラン子游矯摩
トハコレ橋引案抗スルナリ按摩シテソノ身體
ヲ玩弄シソノ氣ヲ巡環セシメ夭橋シテ身ヲ引

ヒテ熊顧鳥伸セシムルニハアラズ今我ガ邦ニテ柔術ノ活ヲ容ルヽガ如クナラシムルナラン子儀反神トハコレニ聲シテソノ名ヲ呼ビソノ神ヲ反スナリ子越扶形トハコレヲ介抱シテソノ身ヲ正整ナラシムルナリ子容禱藥トハ子同ガ配合煎煑ノ湯ヲ加持シテ祈禱スルナリ然リトイヘドモ禱ノ字疑ラクハ字ノ誤ナランイマダソノ是非ヲ考ヘズ子明吹耳トハ乃チ肘后方尸蹷ヲ救フ法ニ以管吹其左耳中極三度復吹

醫道聶目編　巻之二

右耳極ニ變ノ法ナリ全是魏大夫傳中扁鵲法卽チ是趙太子之患トアルコレナリ趙ト云フハ說苑ノ說ニヨル如此ソレ病人ヲ扶持スルコト至リテ切ナリ豈大病劇篤ノ證トイヘドモ瘳ヘザルノ事ナカランヤ古ノ疾醫ノ病ヲ治スル又大ヒナラズヤ宜ナリ太子ノ劇篤危殆ノ病證ヲ瘳スコトソノ治術ヲ盡シテ但服湯二旬而復故ナハ天下盡ク以扁鵲為能生死人トセザランヤ然リトイヘドモ醫ノ病ヲ治スル死生モト預カル所ニアラズ

ヨク疾病ヲ治シテソノ法方ヲ得レバ劇篤危殆ノ證トイヘドモソノ當ニ生クベキモノハ豈ニ死スベケンヤ今越人能クソノ治術ヲ盡シテ太子復故ニスルトキハ醫者ニアラザルモノヲ以テコレヲ見レバ死スルモノ生キルニ似タリコヽヲ以テ天下ミナ越人ヲ以テ死人ヲ生ストス故ニ扁鵲云越人非能生死人也此自當生者越人能使之起耳ト由此觀之醫ヲ以テ司命ノ職ト云ッテ死生ツレ醫人ノ手ニアリトスルモノハ又謬ラズ

ヤ二千年來醫者ヲ稱シテ司命ノ職トス醫者モ亦靦然タル面目已レ自ラ司命ノ職トオモヘルモノハ又過タズヤ我東洞翁獨リ仲景ノ方法ヲ今日日用病人ノ事實ニ試ミ施コシテ越人カ言ニツノ徵ヲ取ルニ一一ツノ應驗ヲ得ルヿアルナハコレ今日日用ノ事實ニアラズヤ古疾醫ノ術ハ越人仲景ノ遺法ニ傳ルヿ余ガ過論ニハアラザルベシコレ豈二千年来ノ眼目ヲ開クモノハ二千年来我ガ東洞翁一人ナラズヤツレ王叔

和以後ノ醫人ハ劇篤危殆ノ病ニ臨メバ獨參湯
薑二湯ノ外ツノ方ヲ處スルヿ能ハズ丹田氣海
二穴ノ外灸炳ソノ手ヲ出スモノナシ翁ノ醫術
ヲ施ス劇篤危殆ノ病トイヘドモタヾソノ證ニ隨
ツテコレヲ治スル寸ハ發汗吐下コレヲ避クル
所ナク大劑稀湯コレヲ畏ル丶證ナシ而フノ徵
ヲ得ツノ驗ヲ奏スルヿソノ掌ヲ指スガ如シ何
ノ滋補カコレアランヤ然リトイヘドモ醫人ノ誤
治ニヨツテ死スルモノナキニアラズ此人非命

ニシテコレ當サニ生クベキモノ或ハ死スルモノアランソノ病人ソノ治ヲ得テソノ方ノ應驗アルヿソノ法ノ如ク醫人ノ術ヲ盡スヿ越人カ諸子ヲ率ヒテソノ術ヲ盡スガ如クニシテ而後ニノ病患悉ク退キソノ人安樂ノ地ニ就ヒテ屬纊ノ時ニ至ルモノハコレ天年ヲ終ヘテソノ命數ノ盡キルモノナリコレ皆醫人ノ手ニアリテ醫人ノ心ヲ竭スベキノ時ナリ死生豈醫人ノ手ニアランヤタヾ病家ノ人ハ病アレバ必ズコレ死

セント思フ病人モ亦病苦劇甚ナレバ吾必死セ
ント思ハザランヤ此時ニ當ツテ醫人ソノ術ヲ
施シテ當サニ生クベキノ人ハソノ疾苦忽チ藥
ノ為メニ驅ラレテ時々刻々ニ安穩ナルヿハソ
ノ病人及ヒ病家ノ人以為ラクコレ當サニ死スベキ
モノ今ツノ醫人ノ為メニ救ハレテ已ニ生クベ
キノ地ニ就クトコヽニ於テ醫人モ亦頭ヲ擧ゲ
面ニ戴ヒテ以為ラク己レコレヲ救フテソノ當サニ
死スベキモノ既ニ生クベキノ地ニ就カシムト

コレ當今醫人ノ通弊ニシテ二千年来診録案記ノ書アルモノハコレガ為メノ故ナリ嗚呼賤シカラズヤ越人仲景ノ方法ハコレニ異ナリタヾ天下ノ醫人ノ誤治ヲ救フヿヲ第一義トス故ニ越人ガ虢太子ヲ救フモ亦時流ノ死セリトスル誤治ナリ仲景一部ノ傷寒論モ亦十ニシテ八九ハコレ時醫ノ誤治スル所ヲ救フノ方法ナリ王叔和ガ如キ發汗吐下ノ誤治シタル治脉ヲ知ラズシテ云ヘリ重集諸可與不可方治比之三陽三

陰篇中此易見也トアリ仲景一代ノ手段ハ前醫ノ誤治ヲ救フヿヲ知ラズ凡ソ天下萬民ノ病上下貴賤ミナ醫人ノ誤治ニヨラザルモノハ少シ縱令傷寒中風ノ病タルモ初太陽病脉浮頭項強痛發熱汗出惡風者桂枝湯ヲ以テ法ノ如クコレヲ治スル寸ハソノ證愈ヘズト云フヿナシコレヲ正對ノ治術ト云フ少陽ヨリ厥陰ノ劇篤危殆ノ證ニ至ラシムルヿヲ得セシメズ況ヤ桂枝加葛根湯ノ證ニ至ラシメンヤ若シ桂枝加葛根湯ノ

證ニ至ルモノアルハ病家ノイマダ醫家ニ告ゲ
ザルト醫者ノコレニ㳂ノ如ク治術ヲ施サドル
トニアリ病家ノコレヲ醫者ニ告ゲザルノ過チ
ハコヽニ論ゼズコレヲ得テコレヲ治シ得ズシ
テソノ證ノ進ムハミナコレ醫者ノ誤治ニ屬ス
ソノ方ソノ證ニ對セザレバ苦患ソノ本證ヨリ
モ甚シコレ仲景ノソノ心ヲ盡シテ縷々切々コ
レラ論定施治スル所ナリコレ二千年來天下萬
民ノ病ミナ輕證遂ニ重證トナリ小病變ジテ大

病トナルモノハ悉ク醫人ノ誤治ニヨルト云フコトヲ知ラズシテタヾコレヲ庸手拙工ニ委任シテソノ正對ノ治ヲ得ルト思ヒ多日ノ苦患ヲ忍ンデ遂ニ醫者ノ爲メニ誤治セラレテ壞病トナルモノハ誠ニ長大息大痛哭ノ至リニ勝ヘズ嗚呼王公大人執政大夫ノ心ヲ用ユベキノ所ココニアラズヤ噫今ノ世ニ當ツテ天下國家ノ侍醫典藥ノ人ヲ擧グル一朝ノ人ソノ醫人ヲ論定撰擇セズシテ一人二人ノ吹噓信用ニヨツテフ

ノ君ノ侍醫典藥ノ大任ニ當ラシメ遂ニソノ君ノ疾ヲ大病トナラシムルモノハ皆是ソノ醫人ノ誤治ニヨルト云フコヲ知ラズタヾソノ一人二人ノ有司ノ吹噓信用ニヨリテソノ事ヲ掌ラシメソノ任ニ當ラシムルモノハ選擧吹噓スル人ノ不忠ソレコレヲ何トカ云ハンヤ孝子ノ親ノ疾ヲ養フモ亦コレニ異ナラズ故曰事親者不可不知醫矣事君者亦不可不知醫矣コレハコレ人々醫術ヲ知ルト云フニハアラズコレソノ醫

人ノ邪正工拙ヲ知ツテ君親ノ疾ヲ委任セヨトナリ古人云夫不可治者有六失失於不審失於不信失於過時失於不擇醫失於不識病失於不知藥一物有謬使性命及之千乘之君百金之長何不深思戒慎邪昔許太子待藥不嘗招我君之惡季孫遺藥仲尼有未達之辭三代ノ盛トル醫術ニ邪正アルヿナシ春秋戰國ノ時ヨリ治平ノ道ニ邪正ア州ヿヽヲ以テ醫術ノ如キモ亦邪正アリ越人仲景ノ術ハ古疾醫ノ道ナリ醫術ノ正道ナリ淳于

意王叔和以来葛洪陶弘景皇甫謐巢元方孫思邈ガ術ハ正ニ反スルモノナリ此邪術ヲ以テ我ガ君親ニ奉ズルモノハ不忠ノ臣ナリ不孝ノ子ナリ王公大人及政事ニ預リ聖人ノ道ヲ奉ズルノ人ハ余ガ此言ヲ聞ヒテ深クコレヲ思フベキノミ徒ニコレヲ讀ンデ讀ミ過スコナカレコレ余ガ忠告ノ言ナリ此越人仲景ノ正術ノミ聖裁ヲ歴ル所ノ醫術ナリコレヲ知ルナハ正醫ノ正術ト云フモノハ夕ヾ人ノ疾病ヲ去リ苦患ヲ除

ヒテ當ニ生ツベキモノヲシテ起シメ死セル人ヲ生カスニアラザルヿヲ知ラン故東洞翁曰越人非能生死人也此自當生者能使之起耳嗚呼知言哉夫死生有命自天為之醫安能死生之唯能治其疾病已後世眩惑死生疾病不能治之是豈可謂醫乎嗚呼扁鵲其醫聖乎不然奚能後世醫人沈痾使之立於疾醫之正路哉ト嗚呼翁ノ言モ亦知言哉二千年来ヨクコレヲ知ルモノナシ醫ソレ孰カ此傳ヲ讀マザラン眼目ナキヲ以テ朦

矇昧々墨々然タリ嗚呼東洞翁ハ二千年来ノ眼目ヲ開クモノナルカナ

一扁鵲過齊至桓侯遂去一段裴駰云齊侯田和之子桓公午也蓋與趙簡子頗相當ルト今年表及世家ヲ考フルニ趙簡子卒シテ七十三年趙敬侯三年齊康公二十一年田和子桓公午立ツ然レバ駰カ説誤レリ又前ニハ扁鵲ハ晉昭公ノ時ニ當ルト云然レモ晉昭公元年ヨリ桓公午ガ元年マデ百五十一年ニナル若晉昭公ノ時ニ當ルト云フナハ

此時扁鵲中年ナルベシ齊桓侯午ヲ診スルノ時
ヲノ年已ニ二百ニ近カルベシ韓非子ニハ扁鵲
見蔡桓侯立ニ有閒ニ作ル魯隱公六年蔡桓侯立ツ此
後蔡ニ桓侯ナシ扁鵲趙ニ遊ビ虢ニ過ギルノ時
蔡ハ昭公成侯ノ際ナリ扁鵲ハモト齊人トアリ
齊ヨレヲ客トスルノ理ナレ孔子七十餘國ヲ遍
歷シテ魯ニ歸リ玉ヘ氏魯コレヲ客トスルヿヲ
聞カズ此傳ノ事實取ルニ足ラズタヾソノ法言
一二ヲ知シクコレヲ取ルベシ越人嘗ヲ謂ラク

不待切脈望色聽聲寫形言病之所在トコレ越人ハタヾ腹候ヲ以テ病ノ在ル所ヲ言フト然ルニ今望色ヲ以テ相候ノ疾ヲ云フモノハ越人カスル所ニ非ズ前後ノ文事實相ヒ應ゼズ言皆相ヒ矛楯セリ腠理血脈肌膚腸胃骨髓ハナヲ後世ノ三陽三陰ト云クガゴトシコレ越人縱令神妙ナル術アルモ豈ツノ內候ヲ診候セズシテタヾコレヲ望ミタルマデニテソノ證候ヲ謂ハンヤコレ當時傳聞ノ說ヲ取ツテ以テ史ノ記トナスモノナ

リ吾ハ信ゼズ然レバ其ノ言ハ取ッテ以テ醫家ノ龜鑑トナスベシ然リトイヘドモ亦醫者ノ慎ミ守ル言アリ植侯曰醫之好利也欲以不疾者為功ト此一語ハ今ノ醫タルモノヽ內ニ自ラ省ルベキノ戒ナラズヤ豈ニ赧顔汗背ノ至リニ堪ヘズ豈ニ中ニ熱セザランヤ韓非子ニハ醫之好治不病以為功ト作ル此言ノ如キモ亦醫タルモノ豈ニ慚愧セザルベケンヤ司命ノ事古今以テ醫タルモノヽ美稱トス是惟孫思邈ヨリ始ルヲレ司

命星ヲ以テコレニ諭フルモノハ猶管子ノ以穀米為民之司命孫子以将為人之司命ガ如シ然レドコヽニ司命ト云フハ天ヲ指シテ云フ如何トナレバ腠理血脈肌膚腸胃骨髓此五ツノ分位アリテ骨髓ニ至ッテ醫人ノ術ヲ以テコレヲ治スヘカラズソノ餘ノ四ツノ分位ノ毒ハコレヲ治スベシ毒熨湯液鍼灸砭石酒醪ヲ以テコレニ施シテコレヲ治シ易シトス骨髓ニ至ッテハ治シ難シトスコレ乃チ六經分位ノ證ニシテ仲景傳フル所ノ

方法ノ中ニツノ治已ニ存スタバ厥陰壞證ニ至ツテハ藥カノ及ブ所ニアラズコレツノ命數ノ盡クル時ニ當ツテ又醫ノ誤治ヲ得ルモノナリコレ亦天ノ賦スル所ナルカ越人トイヘドコレヲ如何トモスルコナキノミ故云其在骨髓雖司命無柰之何ト前ノ湯熨鍼灸砭石酒醪ヲ配スルモノハコレ醫人ノ治スル所ナリ是又治シ易キノ謂ナリ若ソレ骨髓ノ深キニ入ル病證ノ篤劇危殆ヲ過ギテ已ニソレ一ツモ生證アルコナ

シ此時ニ當ツテ天トイヘドモ亦無奈之何ノミ韓
非子ニ司命之所屬ナリトアレバイヨヽ知ル司
命ハ天ヲ指スノ言ナリコレ天命ノ賦屬スル所
ナリト云ノ謂ヒナリ以テ見ツベシ史記ノ文略
スルニ似タリ韓非子ノ文詳ニシテ法アリ由此
觀之司命ハコレ醫者ノ美稱ニアラザルコト了々
タリ何ゾ又多ク辨舌ヲ費サンヤ故東洞翁曰蓋
醫者掌疾病者也謂之掌疾職則可矣謂司命官則
所以誣扁鵲惑來學者莫斯爲甚矣又曰長桑君章

趙簡子章齊桓侯章則虛誕妖妄不可信矣ト知言
哉
一使聖人預知微至重難治也一段東洞翁曰此章
太史公因桓侯事警戒之辭也不可不別也後世醫
者此語ヲ以テ扁鵲ガ言トス恐クハ不然陶弘景
本草序曰倉公有言曰病不肯服藥一死也信巫不
信醫二死也輕身薄命不能將愼三死也此言越人
ガ語ニ非ズシテ蓋淳于意ガ語ナラン本傳モ亦
混雜シテ相ヒ亂ルモノナリ東洞翁曰孟子曰盡

信書不如無書也今如此傳直記世傳者也是作傳之法也若欲擇之太史公非醫焉知疾醫之正路而擇之故醫者不擇而取之安知扁鵲之為扁鵲又安知醫法古今異哉嗚呼知言ナルカナ翁ノ言タル

一扁鵲名聞天下至隨俗為變一段東洞翁曰扁鵲之為方也於邯鄲也為帶下醫過洛陽也為耳目醫入咸陽也為小兒醫從其俗變之夫萬病一毒也能解其毒則何疾不治今世別建之科不亦淺乎コレ

モ亦二千年来ノ大眼目ヲ開クモノナリ天下ノ
婦人小兒眼目三科専門ノ醫術ノ建ツヤ本コレ
此傳扁鵲ガ術ノ變化ニヨッテコレヲ建テルモ
ノナリ医方コレ此傳ヲ讀ミ得ザルノミナラズ
越人ガ越人タル所ヲ知ラザルヲ以テ後世遂ニ
此三科ヲ建ツ孫思邈ガ千金方ヲ著スマデハ婦
人ヲ第一トス小兒コレニ次グ大人諸病ヲ後ニス
諸科又コレニ次グ宋朝ニ至ッテ千金方ノ意ニ
ヨリ諸科専門ノ業トナル明朝ニ至ッテ十三科

ヲ官醫ノ局ニ立テ、大醫院コレヲ總ベ掌ドル本邦ハタヾ疾醫ノ外瘍婦人小兒眼目口舌鍼術按摩ノ七科ニ過ギズ按摩ハコレヲ官ニセズ部賤ノモノコレヲ業トス或ハ鍼科コレヲ兼子掌ル婦人科ニ七氣ノ術ト云モノヲ立テリ婦人血病ノ外ニ軍中金刃鐵炮弓矢ノ瘡瘍ノ方術ヲ兼子ツカサドルコノ外諸科アルコトナシコヽニ於ヒテ醫者マスマス賤役トナル疾醫ノ外妙藥ト云ヲ以テコレヲ禁秘シテ諸侯ノ國ニ仕ヘツノ祿

ヲ世、ニスコレヲ專門偏業ト稱ス東洞翁ノ言一
タビ出デ、諸科專門偏業ノ醫人コレヲ聞カバ
翁ヲ視ルヿナヲ仇讎ノゴトクセンコレ古今
皇和華夏此傳ヲ熟讀スルヿヲ得ザレバナリ又
越人ガ醫タル其術如何ト云フヿヲ知ラザレバ
ナリ苟モ越人ガ術ニ從ヒ仲景ノ法ヲ執ルトキハ
萬病ハ唯一毒ノ根由ナリ何ゾ必シモ婦人小兒
眼目口舌ノ諸科ヲ建ンヤ趙宋ノ時ニ至ッテ聖
人ノ道モ亦サケテ一ナラズ豪傑ノ士多ク出テ

各々ソノ門戸ヲ立ツ於是我ガ醫門モ亦一ニ歸スルノ道ナシ醫人モ亦各々ノ識見ヲ立テヽ方ヲ制シ書ヲ著スコレヨリ諸科モ亦一小門戸ヲ立テヽ方ヲ制シ書ヲ著ス咸々トシテソノ名ヲ沽リ齪々トシテソノ利ヲ求ム請フ今ソノ著述ノ書ヲ讀ンデコレヲ見ルベシミナコレ名價ヲ衒フノ徒ニシテ虚ク聲譽ヲ後世ニ傳フ後ノコレヲ喜ブモノソノ書ヲ讀ミソノ風ヲ競ヒ慕フテツノ新奇ヲ尚フコレミナツノ事實ヲ取ルヿ

能ハザレバナリ越人仲景ノ方法ニ於テハ努〻コレヲ知ラズ遂ニ此極ニ至レリソレ萬病ハ一毒ナリ婦人ニ三十六病アリトイヘドコレタヾソノ病因病名ニシテソノ根由ノ一毒肚腹ニ動クヿアレバソノ枝葉花實五體六根ニ發出シテソノ形狀ヲ見ハスヿ各〻同ジカラズ東洞翁曰傷寒云云小柴胡湯主之中風云云小柴胡湯主之婦人經水適斷熱入血室云云小柴胡湯主之有宿食云云小柴胡湯主之コレヲ以テ見レバ傷寒モ

中風モ瘀血宿食モ皆小柴胡湯ニテ治スルヤウニ見ユレドモ此方ニテ治セズ胸脇苦滿ノ毒ニ小柴胡湯ヲ處シテ治スレバ以前ノ諸證皆治スルヲ以テ傷寒中風瘀血宿食等ハ後人ノ攙入ナル事知ルベシ此說二千年來未發ノ說ニシテ大眼目ヲ開クモノニアラズンバ孰レカヨクコレヲ知ラン然レバ男子モ婦人モ胸脇苦滿ノ證ヲバ發シテ心下痞鞕往來寒熱默々不欲飲食ノ證アレバソノ枝葉花實ノ證ノ大表ニ發出シ見ハルト

モコレフ目ニカケズ小柴胡湯ヲ以テ肚腹ニ大
由スル所ノ毒ヲ驅リ除クベシ傷寒中風モ瘀血
宿食モ忽チ治スルナリ何ゾ必シモコレハ婦人
コレハ男子ヲ分タンヤ小兒トイヘドモ然リタヾ
小兒ニ至ッテ自己ニコレヲ釀シ成ザルノ毒ア
リコレヲ胎毒ト云フコレ父母ノ毒ヲ承ケテ生
產スル故ツノ證同ジトイヘドモ精血ノナス所ナ
レバ又治シ難キノ證多シ所謂黴瘡ノ遺毒傳尸
ノ勞瘵或ハ血脈ノ癘病ノ如キコレナリ勞瘵癰

病初生ニ發セズ黴瘡ノ如キハ分娩ノ時既ニ已
ニコレヲ顯ス此三胎毒ノ如キ十ニシテ七八ハ
治スルコトナシコレ父精母血ソノ躬ヲ成セバナ
リソノ餘ノ諸病トイヘドモ傳來セザルハナシタ
ダ分別シ難キノミ父ニ黴アリ母ニ癘アリ父ニ
癘アリ母ニ黴アリ此精血ヲ承ケテ生ルヽモノ
ノ如キ又別ニソノ證ヲ發スルニソノ證アリ他
ノ諸病トイヘドモ父精母血ノ混淆スルニ至ッテ
ソノ遺毒アリ又コレニ加フルニソノ子ノ別ニ

釀シ成ス證アル寸ハ毒ノ肚腹ニ結ブヿ甚深シ以上ノ諸證トイヘ𪜈何ゾソレ別ニフノ治方ヲ建ンヤ一是ニコレ乃諸藥合成ノ方ナル寸ハソノ方ハタヾソノ證ニ隨ツテコレヲ處スルモノナリ夫古疾醫ノ法如此何ゾ必シモ別ニ三科ヲ建ンヤ後世ノ人小兒科ヲ呼ンデ啞科ト稱ス小兒ハ己レガ苦患ヲ言フヿヲ得ザレバナリ豈獨小兒ノミ啞ナランヤ卒病急患或ハ傷寒陽明厥陰ノ證人事ヲ辨ゼズ譫言妄語或ハ發狂心疾ノ

諸證ノ如キ豈ニ己レガ證候ヲ言フコヲ得ンヤ
コレ皆啞人ト異ナラズ何ゾソレ獨小兒醫ノミ
啞科ナランヤ又咲フベキカナ今ノ世ニ當ツテ
ソノ祖先一科ニ名アルモノアレバ筮仕シテ諸
侯ノ國ニ事フ故ニ大諸侯ノ家別ニ三科ヲ建テ
ソノ祿ヲ世ニスコレヲ要スルニタヾ一二ノ傳
方アルノミ近年ニ至ツテハ又瘟科ノ一家ヲ建
テヽソノ方ヲ秘禁ス上ハ王公大人ヨリ下庶民
ニ至ルマデソノ病人ヲコレニ任ジテソノ弊ヲ

受クルヿ少ナカラズ嘆ズベキカナ越人仲景ノ術ヲ修スルヿ熟スルヿアレバ三科ハモトヨリ明ノ十三科モ亦多キニ堪エズ然レバ瘍醫ノ外タダ鍼科ヲ存スベキノミ婦人小兒耳目痺ノ如キモトヨリコレ我ガ疾醫ノ攝スル所ナレバナリ

或曰三科ノ家ソノ家傳ノ秘方アツテ存スコレ子等カ窺ヒ知ル所ニ非ズ曰余ガ家婦人小兒眼目口舌瘡疹或ハ軍中ノ奇方或ハ黴瘡ノ秘傳ヲ藏スヿ數十部ニ至ルトイヘドソノ方術ノ旨ト

スル所唐宋ノ醫理ヲ免レズ豈ニ古疾醫ノ意ナランヤ妙藥奇方ト一時ノ卒急ヲ救フノ術ニ至ツテハ余ガ聚ル所一萬方アレドモ亦古疾醫ノ術ニアラズ今如此ノ家秘ト云フモノヲ以ツテ諸侯ノ邦ニ仕ヘテ専門ノ官祿ヲ奉スルノ醫又少ナカラズトセズ然レドソノ方一モ大中中正ノ方ニアラズ一モ奇ナルモノニ非ズ一モ妙ナルモノナシ或ハソノ一方ヲ本トシテ加減出入ノ手段ニ過ギズコレヲ以テ家秘家傳ト稱シ又[illegible]

相傳ト號スソノ湯液丸散ノ方ニ至ッテハ孫思邈以後ノ糟粕ニ醉生夢死シテ本式ノ手段アルヿヲ知ラズ若或ハソノ本式ノ手段ヲ說クモノアリ修スルモノアリ行フモノアレバ乃チ云フ專門ノ手段又熟スル所アリ家傳ソノ妙用アリト醫門ノ尤モ鄙々焉タルモノナリ王公大人モ亦此說ニ眩惑セラレテ婦人若病アレバコレヲ婦科ニ屬シ小兒若病アレバコレヲ啞科ニ任ス請フ試ニ余ガ言ヲ聽クベシ醫不三世不服其藥

九折臂者乃成良醫ト三世ハソノ家傳師傳ナルモ九タビ臂ヲ折ルモノトハ蓋シソノ學深クソノ術熟スルヲ謂フナラン今一郷一邑ノ病ヲ患フルモノヲ三分ニシテコレヲ見ツベシ二分ハコレ男子ナリ大人ナラン一分ノ半ヲバ婦人トシ小兒トス然レバ疾醫ハソノ二分ノ男子大人ノ病ヲ治センソノ術熟セザラント欲ストイヘ𪜈得ンヤ婦科啞科豈ニソノ一分ノ半ヲ治ストイヘ𪜈コレニ熟スルヿヲ得ンヤ疾醫本科ノ三

分ノ一ヲ治シ得ルコヲ得ンヤ醫人ヲ撰擧スルハソノ術ノ熟セルヲ取ルベシ多ク病人ヲ診治スルモノヲ熟セリトス豈ニタヾ二三世ヲノミ取ランヤ九折ノ技ヲ取ルベシ苟モ三世ノ家傳ヲ守ルモノハコレ所謂各承家技終始順舊モノナリ嗚呼一事一物誤ルコアレバ壽夭ノヨル所ヲ致ス性命モ亦コレニ誤レテコレニ及ブ今ノ世ニ當ッテ尤モ精キモノハ醫術ナリ我ガ藩ヲ以テコレヲ推スニ他邦モ亦然ラン王公大人ツ

ノ弊ヲ受クルヿ最少ナカラズ千乘之君百金之
長執政大夫所用心也然ルニ此政列國或ハ闕如
セン若闕如スルすハ上ハ王公大人夫人世子中
ハ卿大夫士下ハ蒼生億兆ノ此弊ヲ受クルコト
勝ゲ數フベカラズ嗚呼疾病ノ為メニ苦シミ誤
治ノ為メニ責メラレテ萬機政教治理事業ニ至
ルマデ此二事ニ係リテコレヲ終フルヿヲ得ザ
ルコト長大息ニ勝ヘズ請フ余ガ此諸論ヲ見ル
ヿアラバ王公大人執政大夫モ少クコレヲ思フ

ハキノニ豈ニソレ國家ノ格ト式トニ因循シテ
ソノ工拙ヲ問ハズ夫人病アレバ婦科ニ屬シ世
子疾アレバ啞科ニ命ズコレ豈ニ画工ニ繪事ヲ
令ジ書家ニ扁額ヲ題セシムルニ異ナヲズヤ長
六息スルニ勝ヘズ請タビ越人仲景ノ方法治術
ヲ尚フモノヲ撰ンデ疾病ノ事ヲ掌ラシメヨ余
ガ如キ拙工庸手トイヘドモ婦科ノ治シ得ザル婦
女尼媼ノ病ヲモコレヲ治スコヲ得啞科ノ瘳ス
コ能ハザル小兒ノ患ヲモコレヲ愈スコヲ得ル

ヿ年々少ナカラズ況ヤソノ達セルモノニ於ヒテヲヤ故ニ東洞翁曰萬病唯一毒能解其毒則何疾不治今世別建之科不亦淺乎トコレ二千年來ノ眼目ヲ開クモノナリ越人ガ術仲景ノ方二千年来始メテ明々察々タリ二子若有神拜シテコレヲ謝セン

一秦大醫令至刺殺之一段秦太醫令ノ官ヲ置クヿ必昭王襄王始皇ノ際ニアランコレ周ノ官ニアラザレバナリ李醯ガ刺シ殺ス所ノ扁鵲ハ必

秦越人ノ扁鵲ニアラザルベシ秦越人ハ孔子趙簡子ト同時ノ人ニシテ史記傳聞ノ誤ナリ余ガ扁鵲傳考ノ内ニ詳ニス二千年来扁鵲傳ヲ讀ムヿ事實ヲ以テ讀ムヿ能ハザレバナリ況又フノ事實詐ルベキアリ又取ルベカラザルアリ語曰ク以ㇾ人不ㇾ廢ㇾ言以ㇾ言不ㇾ擧ㇾ人故ニ此傳ノ内古ニ徵アルモノハコレヲ古ニ徵シ今ニ徵シテコレヲ取ルベシ今ニ徵スベキモノアレバ古ニ徵スベキモノナキ寸ハ姑クコレヲ置ヒテソノ事實ノ徵

アルヲ待ベシ按ズルニ此章ノ意李醯ハコレ凡
庸ノ小人ニシテ大醫令ノ職ニ居リ大醫ノ政令
ヲ掌ル然レドモソノ技扁鵲ニ及バス故ニコレヲ
嫉ミコレヲ憎ミテ人ヲシテコレヲ刺シ殺サシ
ム嗚呼伎術ノ人ノ互ニ相ヒ嫉ミ妬ムヿ猶仇
スルコト古ヘヨリシテ然カラズト云フコトナ
シ今ノ世ニ當ツテ人ヲ殺スヿ國家ノ令ソノ禁
容易ナラズ然レドモソノ人苟モ一旦ソノ威勢ヲ
得ルヿアレバ技ノ長ズルモノヲ譖シテソノ業

ヲ棄テ黙然トシテ飢寒ノ憂ニ堪ヘザラシム
ハ又刺シ殺スヨリモ甚シ嗚呼浸潤之譖膚受
之愬不行焉可謂明也已矣醫ハコレ小伎賤役ナ
リ故ニコレヲ家業トスルモノソノ人小人賤志
ノモノ多シ官禄ヲ奉スルモノトイヘドモ然ラズ
ト云フコトナシ況ヤ草莽甫肆ニ居テコレヲ衒ヒ
テ口ヲ糊スルモノニ於ヒテヲヤコレ王公大人
執政大夫ノ心ヲモチヒテコレヲ知ルニアル耳
況ヤコレヲ使令スルニ於ヒテヲヤ天下李醯多

キヿ尚シイカナ
一至今天下言脈者由扁鵲也結傳ノ始メニ特以
診脈為名耳トアリコレハ大史公傳聞ノ説ヲ以
テ如此コレヲ書スルモノナリ故ニ此卒ノ句ニ
至ツテ相ヒ照應シテ言至今言脈者由扁鵲也ト
コレ佗ノ傳ノ體ニ於ヒテ見ザル所ナリ又コレ
一體ナリ扁鵲ハ診脈ヲ以テ名トセズ嘗謂不待
切脈トコレ謙辭トイヘドモ亦越人ガ越人タル所
ハタゞ虢太子ノ一條已ニアリ越人ガ真面目ヲ

見ルモ亦此一條ニアリ素問曰待切脈而知病
人ハ是ニ反シテ曰不待切脈言病之所在トコレ
先キノ盡ク視五藏癥結トハ所謂腹候腹診ノ事ナ
ルノミ故ニ不待切脈シテ病人ノ腹ヲ按シテソ
ノ毒ノ著キ結フル所ヲ診候シテ病ノ在ル所ヲ言
フナリ然レバ史記及諸記傳ノ載スル所ノ扁鵲
ト云フモノ七人アリタダ古疾醫ノ術ヲ傳フル
モノハ虢太子ヲ治シタル所ノ扁鵲一人ノミナ
リコレ乃秦越人ナリ太史公扁鵲ヲ以テ醫ノ美

稱トナシテ數人ノ扁鵲ト稱スルモノヲ集メテ
良醫傳ヲ作ラントス以為ラク嗚呼醫スラソノ
技ノ美名アレバ遂ニ人ノ為メニ害セラル況ヤ
士君子ヲヤ故ニ云扁鵲以其技見殃ト又老子ヲ
引ヒテ云美好者不祥之器トコレミナ己ヲ以テ
コレニ比喩スルモノナリ然レドモ亦醫人タルモ
ノコレヲ戒慎セザルベケンヤ女無美惡居宮見
妬士無賢不肖入朝見疑信哉言矣

附考

子儀及神子陽禱藥前ニ辨ズル所ノ如シ然レ氏
前ニ云フ所ハコレミナ後世ノ見ニシテ古昔ノ
事ニアラズ子儀ガ神ヲ及シ子陽ガ藥ヲ禱スル
古人或ハコレアラン聖人ノ天下ヲ御スル上ハ
以テ天ト祖先トニ奉シ下ハ以テ萬民ヲ安樂ニ
スルノ道ナリ故ニ治平ノ事此二ツノ物ニ外ナ
ラズ夫禮樂仁義ハコレヲ委曲ニシテコレヲ修
ムルノ術ナリコヽヲ以テ汲冢周書大聚解ニ武
王既勝殷郷立巫醫具百藥以備疾疢又王會解ニ

為諸侯之有疾病者作階之南祝淮氏榮氏次之註
云淮榮二祝之氏也トコレニ由ツテコレヲ考フ
ルニ古ハ巫醫並稱ス淮榮二氏ハ巫ナリ疾病ヲ
禱ルモノナリ蓋シ藥モ亦禱スルナラン論語子
路篇曰人而無恒不可以作巫醫トアリ管子權修
篇曰好用巫醫呂氏盡數篇曰巫醫毒藥逐除治之
說苑脩文篇曰以巫醫匍匐救之湯粥以方之三十
巫醫連用ス然レバ聖人ノ天下ヲ御スル蠢愚ノ
民ヲ先トス君子コレニ次グ苟クモ民ノ疾疢ア

君ソレコレヲ救ヒ治セズンバアルベカラズ
巫ヲ以テコレヲ治禳シテソノ疾疢ヲ除キ或ハ
疫厲ノ氣ヲ儺スルガ如キコレミナ禮ナリ萬民
ノ為メニコレヲ設クルナリ故ニ古者有畱者謂
之厲正韻ニ厲ハ鬼左傳昭公七年ノ傳ニ子産曰鬼有所歸
乃不為厲ト厲ハ惡氣ノ名ナリ何休曰厲鬼者陰
陽之氣相乘不和之名トコレ陰陽不和必疾疫流
行スコレヲ指シテ疫厲ト云フ故ニ古者天子立
七祀諸侯立五祀天子曰大厲諸侯曰國厲又何休

ガ説ニ為厲者因害氣而施災故ニ謂之厲鬼禮記月
令民多厲疾五行傳有御六厲之禮欲以安鬼神弭
其害ヲ也ト如此ミナコレ巫ノ掌ハ所ナリ周禮司
巫職ニ巫降ノ事アリコレ喪事神ノ禮ナリ又
反魂招魂等モ亦此遺事ナリ乃反神モ亦此遺ナ
ヲン男巫ノ如キハ望祀ニ旁招以茅ノ禮アリ皆
コレ巫ノ事ナリツノ神ヲ招クノ法ナリ今子儀
ガ反神モ亦此法ナランカ又男巫ニハ春招弭以
除疾病ト云フコレ巫與神通カ故ニ祈禱シテ以

テ疾病ヲ弭メ除クナリモノヨリ厲鬼ハ天地不和ノ氣ニ乗ジテ以テソノ人ノ不和ノ氣アルモノニ注著シテ風寒暑濕ノ氣ニ隨ッテ人ノ不和ノ氣ヲ引キ出シテ相ヒ應ジテ厲氣ヲナスコレヲ疾病ト云フ大ヒニ流行スル𪜈ハ是ヲ疫厲ト云フ故ニ人ノ不和ノ氣コレヲ邪ト云フ又邪氣ト云フ邪ハ乃チ不正ノ氣ナリコレヲ邪ト云フ𪜈ハコレ不和ノ氣身軀肚腹ニアルヲ云フナリコレヲ疾病ト云フ古ハ病ノ氣ヲ指シテコレヲ

毒ト云フ毒トハ本害人之草ナリ邪ハコレ人ヲ害スルモノナリ故ニ聖人天下ヲ御スル若疫厲天下ニ行ルヽヿアレバ巫ヲシテコレヲ逐除セシメ醫ヲシテコレヲ治療セシムコレ聖人ノ仁ノ一術ナリ然ル寸ハ巫ト醫トハミナコレ疾疫病厲ヲ逐除シテコレヲ平安スルノ職ナリ唐虞夏殷ノ四代ハ質樸ノ世ナルヲ以テ官モ亦一々具ラズ字典ニ郭璞ガ巫咸山序ヲ引ク巫咸者實以鴻術為帝堯醫生爲上公死為明神乃チ山海經

巫咸山コレナリ世本ニ巫彭作醫巫咸始作巫トアリ作ハコレ爲ノ義ナリ造ノ義ニアラザルベシ巫彭ハ巫ニシテ醫ヲ為ルナリ巫咸ハ巫ヲ為ルノ義ナラン故ニ巫咸ニハ始ノ字アレバ巫ノ術ハ咸始メテコレヲナスノ義ナランコノ説ニヨレバ巫醫トモニ聖代ノ事ニシテ又聖裁ヲ經ズンバ如何ゾソレ此術アランヤタゞ周ノ代ニ至リテ文明極ル故ニ巫ト醫トノ職ヲ分ツテ二術トス巫ニ司巫アリ掌群巫之政令醫ニ醫師ア

リ掌五醫之政令コレヨリ巫醫並稱ストイヘドモ
二職トナル論語及管子呂子説苑諸子ノ巫醫モ
二職ナリ周ヨリ以前巫或ハ醫ヲ兼子掌ル山海
經海内西經ヲ開明東有巫彭巫抵巫陽巫履巫凡
巫相郭璞註云皆神醫也トアリ然レバコレハ巫
ニシテ醫ヲ為ルモノナリ乃チ作巫ノ巫彭アリ
又大荒西經云大荒之中略有靈山巫咸巫即巫盼
巫彭巫姑巫眞巫禮巫抵巫謝巫羅十巫從此升降
百藥爰在註云群巫上下此山采之也作醫ノ巫彭

モ亦在リ此十巫百藥爰在トハ醫治ノ為メニ十巫コレヲ采ルナリ然レバ上ノ數說ニヨレバ古ハ巫ニシテ醫ヲ作スナリ呂氏ノ說ニ巫醫毒藥逐除治之故古之人賤之也為其末也トアルハ君子ハ禮樂道德ヲ以テ身ヲ修メ心ヲ治ム若病ヲ生メ父母遺體ヲ苦シムル寸ハ巫ヲシテコレヲ禱ラシメ藥ヲ服シテコレヲ治セシムコレミナソノ末ナリ本ヲ行ハザルヲ以テ古ノ人コレヲ賤ンズトナリ然レバ禮樂道德ハ本ナリ君子コ

レヲ行ヒ治ム百有司百技ハ末ナリ籩豆之事有
司存矣況ヤ巫ト醫トヲヤ末技ナルガ故ニ君子
ヲ以テコレヲ為レバコレヲ賤トス人ヲ以テコ
レヲ取レバ巫賢アリ巫咸アリ咸ハ鴻術ヲ以テ
堯ノ醫トナリ賢ハ殷ノ賢者ナリ何ゾツレ術技
ヲ以テソノ人ヲ賤ゼンヤ巫醫百工之人人賤之
君子與之不齒トハ三代ノ禮ニアラズ秦漢ノ際
ノ事ナリ治禳ノ事ハ有司ノ事ナリ仁術ノ一ナ
リ然レバ醫モ亦有司ニアラズヤ故ニ天官冢宰

ノ職ニ屬ス聖人ノコレヲ設ケテコレヲ為サシムル所ナリ巫咸巫賢皆賢人ナリ君子豈ニコレト齒セザランヤ人豈ニコレヲ賤ゼンヤ然レバ古昔ハ醫ニシテ巫ヲ兼ヌルモ亦コレアリ可ナラザルニアラズ素問移精變氣ニ可祝由而已ト云フハ巫ノ事ナリ朱明ニ至ツテ遂ニ祝由科ヲ立ツ醫ノ十三科ノ一トス古ハ醫人コレヲ行フヿコレヲ知ルベシ周官ヨリ以後巫醫相ヒ分レテ二職トナル醫ハ巫ノ事ヲセズ巫ハ醫ノ事ヲ行

ハズ於是ニ術歴然タリ故ニ扁鵲傳ニモ信巫不
信醫ト云フ陶弘景云病亦別有先從鬼神来者則
宜以祈禱祛之雖曰可祛猶因藥療致愈大都鬼神
之害則多端疾病之源惟一種蓋有輕重者爾ト一
種トハ一毒ナリ子陽禱藥ハ此類ニテ病ハ醫藥
ニ因ラザレバ愈ルコトナシ藥劑コレヲ祈禱シテ
コレヲ服セシムレバ其應速ヤカナリ故ニ釋迦
ノ説ニモ湯藥ヲ加持ズルノ説多シコレヲ加持カ
トイフコトアリ是祈禱ニヨルナリ何休曰孔子不語

怪力亂神以鬼神為政必惑衆故不言也以此令後生信其然廃仁義而祈福於鬼神此大亂之道也子大叔趙景子ト子産ト伯有ガ厲鬼ヲ語ルコレナリ厲鬼ナキニハアラズ已ニ伯有ガ事アリ然レドモ如此ノ事教トナスベカラズ故ニ孔子不語ナリ曰民可使由之不可使知之醫ノ術タル然リ鬼神ニ依ルノ病アリトイヘドモコレヲ治禳スルヿハコレヲ巫ニ司ラレムベシ故ニ周公位ヲ攝シテ禮樂ヲ制作スル時ニ當ツテ巫ト醫トニ職ト

ス誠ニ故アリ子儀子陽イマダ知ラズ巫ナリヤ
醫ナリヤ神ヲ叉シ藥ヲ禱スル巫ノ事ナリコレ
又周禮ノ遺ニアラズヤコレタゞ當時俗間ニア
ル所ノ夏殷ノ遺法ナリ今ニシテ醫尤モ巫ノ事
ヲナスベカラズ何ニ況ヤ巫ソレ醫ノ術ヲ知ラ
ンヤタゞ醫ハ湯藥ヲ事トスベシソレ業ハ專ラ
ナラザレバ精密ナラズ子儀子陽ハ巫ナルコト
ルヲ以テコレヲ知ルベシ蓋シ周公ヨリ以前ハ
巫醫ノ術弟子行フニ似タリ況ヤ又今ノ世ニ當

ツテハ巫ノ術ミナ佛法ニ歸ス天竺ニ傳來ノミナ
リ我ガ朝神祇伯ノ屬官社司社官主祝ノ職アリ
リトイヘトモ恐クハ天竺ノ遺法コレニ混ズルモ
ノアラン今世ノ風俗トナル寸ハ疾病疫厲彼ニ
家ノ法ヲ取ルモ亦不可ナルニ非ズタヾ醫人タ
ルモノコヽニ心ヲ用ユベキ所ナリ集韻ニ醫或
作毉ソノ字从巫ニ後漢書樓郭傳云毉之為言意也
此毉ノ字从巫トアレトモ今本漢書ミナ从酉尚書
大傳ニ樂正子春ガ語ヲ引ク上巫醫御于前前漢

書鼂錯傳云為醫巫以治疾病以修祭祀或ハ巫醫ト云ヒ或ハ醫巫ト云フ二職タル所以ナリコレ乃チ周ノ制ナリ唐虞夏殷ハ巫醫相兼ルヿ明ラカナリ故ニ醫ニ巫ノ祈禱祝由ノ事ヲ行ヒ巫ニ醫ノ湯藥鍼灸ノ事ヲ兼ヌルニ似タリコレ堯ノ時ノ上公巫咸鴻術ヲ修メ又巫ト醫トノ事ヲ行フ巫ヲ本職トス故ニ巫咸ト云フソノ姓氏ヲ見ハサズ巫彭モ亦然リ巫ニシテ醫ヲ為ス故ニ作醫トアリ作ハ爲ナリ巫ニシテ醫ノ術ヲ為ルナ

リ以テ見ツベシコレヲ以テコレヲ觀レバ子陽
藥ハ巫ノ事ナリ子儀ガ亙神モ亦然リ豈ニ
不可ナランヤコレ二千年来醫人ノ解セザル所
ナリ扁鵲傳ノ長桑君ガ一事ニ至ツテハ事ミナ
怪誕ニ渉ル必シモ巫ノ事ニアラズ信ズベカラ
ズ東洞翁モ亦カク云ヘリ

醫道二千年眼目編卷之二終

明治廿四歲辛卯第三月十有五夜再閲過了

撫松亭主人　岡直義夫